每个人的家庭治疗师

王剑飞 著

海南出版社
·海口·

图书在版编目（CIP）数据

每个人的家庭治疗师 / 王剑飞著. -- 海口：海南出版社，2025. 2. -- ISBN 978-7-5730-1903-5

Ⅰ. R749.055

中国国家版本馆 CIP 数据核字第 2024P4K747 号

每个人的家庭治疗师

MEIGEREN DE JIATING ZHILIAOSHI

作　　者：王剑飞
选题策划：李继勇
责任编辑：张　雪
封面设计：海　凝
责任印制：郄亚喃
印刷装订：三河市中晟雅豪印务有限公司
读者服务：张西贝佳
出版发行：海南出版社
总社地址：海口市金盘开发区建设三横路 2 号
邮　　编：570216
北京地址：北京市朝阳区黄厂路 3 号院 7 号楼 101 室
电　　话：0898-66812392　　010-87336670
电子邮箱：hnbook@263.net
经　　销：全国新华书店
版　　次：2025 年 2 月第 1 版
印　　次：2025 年 2 月第 1 次印刷
开　　本：787 mm × 1 092 mm　1/16
印　　张：17.5
字　　数：150 千字
书　　号：ISBN 978-7-5730-1903-5
定　　价：48.00 元

谨以此书

献给弗吉尼亚·萨提亚（Virginia Satir）女士和

约翰·贝曼（John Banmen）博士

前 言

愿每一个生命都变得更有意义

这本书已经酝酿很久了。

大概可以追溯到我以独立导师的身份带领第一个萨提亚模式工作坊开始。那是 2012 年，距今已经有 12 个年头了。

之所以想写这本书，是因为我由衷热爱萨提亚模式。

热爱萨提亚模式，不仅是基于她人本主义的深邃与博大，更缘于她在心理治疗中的兼容并包和独树一帜；热爱萨提亚模式，也不单纯因为她的深入浅出而又朴实落地，更由于该模式与中国文化的一脉相承且迅速可见疗愈效果。

我有一个梦想和使命，那就是，我希望通过多年来对萨提亚模式的学习和研读，加上我在 12 年间运用萨提亚模式带领各类工作坊的心得体会，总结出一套能使中国本土心理治疗师更容易、更便捷地学习和应用萨提亚模式的方法，帮助中国成千上万有需要的家庭和孩子，助力他们的心理健康和家庭幸福。于是，我决定把我对萨提亚模式的理论整合和实践应用，形成一本书，贡献给中国本土的心理咨询师，以及每一个想成为自己家庭治疗师的人，以期那些喜欢萨提亚模式又一时找不到头绪，或者已经上路但总感到不能触及萨提亚模式的精髓，和那些在运用萨提亚模式时总感觉不容易切入来访者内心底层的咨询师，能从这本书中获得一些专业的指引和帮助。如果这一目标实现了，将是我莫大的荣幸。

本书的初稿已经完成6年了。6年间，我不停地思索如何使这本书让读者读起来更清晰、更易懂，让咨询师一看就会应用，而且应用起来更具逻辑性、更好落地。因此，我添加了自己在工作坊中应用的一些案例，使萨提亚模式的学习和应用变得更加直观、更加立体、更加具有体验性。因此，我一直在对本书不停地添加、修改、更新和精进，力图把萨提亚模式讲清楚、用清楚。

为了融合心理治疗其他流派的观点，又不失萨提亚模式的独有魅力，写作中，我在书中加入了我对其他流派心理治疗的个人理解。我曾尝试把书中的一部分内容变成我的实践课程——“萨提亚模式基本技能训练课程”，先行在工作坊中应用，以此来检验中国本土咨询师对萨提亚模式的学习和应用效果。实践证明，上过这个课程的同学，对萨提亚模式有了更深、更清晰的认识和理解。很多同学说，上课的时候还觉得似懂非懂，但一回到咨询室，一面对来访者，似乎课上所学的东西迅速浮现在眼前，有种历历在目的感觉。其实，这就是萨提亚的魅力——体验式学习。

之前在一些书籍上或者一些学术会议上，曾经听到“萨提亚模式没有理论体系”或者“理论体系不够清晰”的观点和说法。我认为，萨提亚模式不但有强烈的存在－人本主义理论特色，而且有非常清晰的理论架构。具体表现在萨提亚模式拥有清晰的“四大治疗目标”“五大治疗元素”“22条治疗理念”，以及“自我环”“影响轮”“面貌舞会”“天气报告”等多项专属治疗工具。我愿意用一架飞机做比喻来形容萨提亚模式的理论体系。“四大治疗目标”和“五大治疗元素”就像飞机的两翼，负责治疗过程中的航向和航程；“22条治疗理念”相当于机身，涵盖了一个人从“第一度诞生”到“第三度诞生”以及约翰·贝曼老师最近提出的“第四度诞生”的全人成长历程。因此，无论面对什么样的来访者，有“四大目标”“五大元素”做航向和航程的指引，就会让来访者目标越来越明确；无论来访者开启什么样的心路历程，有“22条理念”做宏观导航，再辅以“内在冰山”“自我环”“影响轮”“面貌舞会”“天气报告”等萨提亚专属技术，就会让来访者快速摆脱困扰，实现疗愈。这样就会让每一个萨提亚学习者和应用者能清晰地了解萨提亚模式理论体系，从而一目了然、谙熟于心。

萨提亚模式是关于关系的学问，也是基于关系发展出来的家庭治疗流派。因此，萨提亚模式涵盖了基于与自己的关系、与父母的关系、与兄弟姐妹的关系、与配偶的关系；与过去的人、事所发生的关系，与现在、与未来的关系，以及与内在、与灵性的关系等所有关系的治疗。这就非常契合中国当下对家庭关系和家庭教育的总体部署。因此，萨提亚模式适合中国，中国需要萨提亚模式。

近年来，心理咨询或者家庭治疗，在中国如雨后春笋般地迅猛发展，目前已经进入刚需的发展阶段。大众呼唤高质量的心理咨询，行业呼唤专业和规范的心理咨询服务体系建设。2021年，以我的名字命名的“王剑飞心理咨询”正式被国家版权局核准为注册商标，并在全国各省地市设立了 18 家王剑飞心理咨询公司，旨在推广萨提亚模式、规范萨提亚模式、应用萨提亚模式，服务于中国亿万个家庭和个体，让他们更加快乐、更加幸福、更加健康、更加成功。因此，这本书即将成为全国各地传播推广萨提亚模式的重要参考书目。

余生很短，未来很长。不忘初心，牢记使命。作为一名心理咨询和家庭治疗的专业工作者，我愿意用多年积累的专业知识和成长经验影响更多的人，让每一个生命都变得更有价值和意义。我愿意用我生命中不熄的火焰，点燃更多的生命，哪怕只让一个人、一个家庭变得更加温暖、更加光明、更加充满活力，我都会竭尽全力！

王剑飞

2024 年 3 月 1 日于深圳

目 录

EVERYBODY'S
FAMILY THERAPIST

第一章

萨提亚：
每个人都是独特的，
相信每个生命都是可以改变的

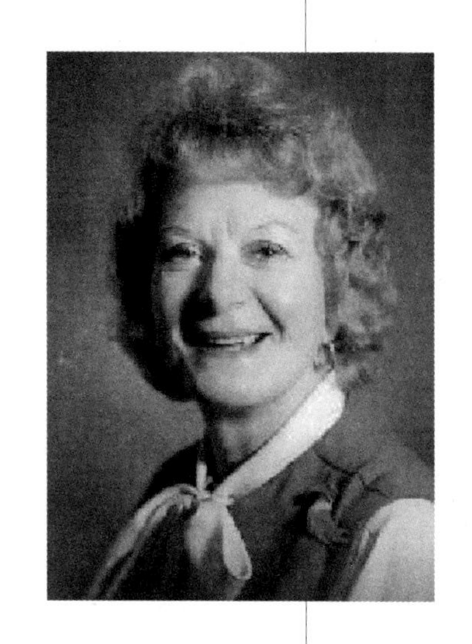

弗吉尼亚·萨提亚（Virginia Satir, 1916—1988），是举世闻名的心理咨询师和家庭治疗师。她是美国家庭治疗史上最重要的人物之一。她是第一代家庭治疗师，从20世纪50年代起就已居于领导地位，被视为家庭治疗的先驱，被誉为“家庭治疗的哥伦布”；被美国著名的《人类行为杂志》称为“每个人的家庭治疗大师”。她的两所母校威斯康星大学和芝加哥大学分别授予她荣誉博士学位和对人类杰出贡献金质奖章。她20岁就当了小学校长，获得社工硕士学位，毕业后成为精神科工作员。

她早期受训于精神分析学派。但她在工作中发现这种方法局限性很大，很多病人旧病复发，于是她决定另寻解决方法。1951年，萨提亚开始私人执业，尝试把家庭治疗带入咨询中，结果发现效果十分理想。1955年后，她加入伊利诺伊州精神病学院教授“家庭动力学”。1959年，她在加州创立心智研究学院，推动家庭治疗的研究和训练。1985年，萨提亚开设了历史上第一个家庭治疗训练课程。1964年，她出版了《联合家族治疗》，该书被誉为家庭治疗的“圣经”，至今仍是美国各大相关科系的教科书。

1970年，美国精神医学会发表了一篇全美家庭专题报告，列出21位最具影响力的治疗师，萨提亚是唯一的女性，且高居首位。

萨提亚是极端人本主义者。她凡事以人为本，予人关怀。她所做的一切，就是在提醒人们要尊重生命。她认为每个人都是独特的，她相信每个生命都是可以改变的，她希望每个生命都能以更好的方式生活在世上。

萨提亚所创立的治疗方法，被人称为“萨提亚模式”。该模式最大的特点如下：一是提高个人自尊，人人皆有价值；二是改善沟通；三是帮助人活得更加人性化；四是不强调病态和“症状”；五是把实现身心整合、内外一致作为每一个人的最终成长目标。

萨提亚模式是家庭治疗的主流流派，它最突出的特色就是体验性。萨提亚本人打破了精神分析理论在心理治疗中强调的“潜意识意识化”的认知改变疗愈方式，而主张身心灵一体化改变，故而形成独特的家庭治疗流派。萨提亚模式从改变家庭的沟通模式开始探索家庭系统和家庭动力。目前，萨提亚模式被越来越多的国家，特别是中国，更多地应用于家庭治疗、组织变革、社工服务、家庭教育等领域，成为很多心理咨询师青睐的心理咨询和家庭治疗的理论之一。

萨提亚模式进入中国并获得广泛的学习和传播，我们一定不能忘记并需要感恩一个人，他就是来自加拿大的约翰·贝曼博士（Dr. John Banmen）。

他是当今世界顶级的萨提亚模式治疗师和培训师，也是享誉国际的作家、教育家，是注册婚姻及家庭治疗师，美国婚

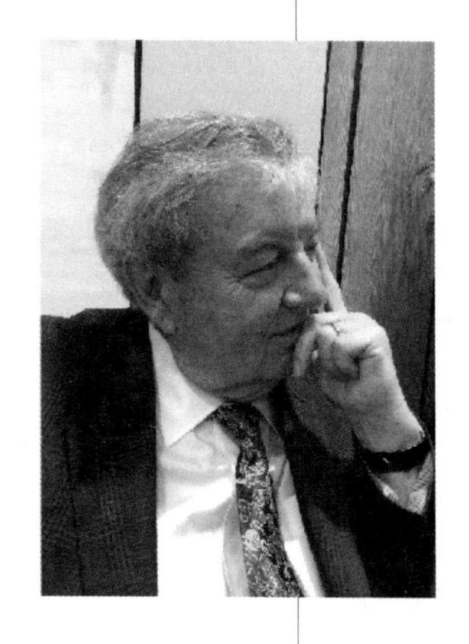

姻和家庭治疗协会认证督导，贝曼萨提亚中国管理中心主席。

他是萨提亚女士的亲密同事。他曾与弗吉尼亚·萨提亚女士一起工作，作为其紧密的教学伙伴近10年。他曾在加拿大蒙尼托巴大学（Manitoba）、英属哥伦比亚大学（加拿大）和中国香港大学教授心理学和从事心理咨询。

贝曼博士出版和编辑了大量书籍，包括《萨提亚家庭治疗模式》《萨提亚冥想》《萨提亚成长模式的应用》《萨提亚转化式系统治疗模式》《当我遇见一个人》等，这些书在世界范围内均被视为萨提亚模式的专业代表著作。

之所以要感谢他，就是因为他在退休后，就一直致力于培训心理咨询师、治疗师和其他专业人士的工作，足迹遍及世界11个国家。而在这11个国家中，他来中国的次数最多，培训的时间最长，培养的学生也最多。他由衷希望中国至少有6500万人通过萨提亚模式能够获得快乐、健康、幸福、成功。他也热切希望中国的学生能够尽快把萨提亚模式应用到各行各业和千家万户，为有需要的人群提供心理健康帮助。这与当下中国重视家庭教育、完善家庭教育、践行家庭教育的理念完美契合。因此，贝曼博士是推动中国家庭治疗和家庭教育不可或缺的重要人物之一。

EVERYBODY'S
FAMILY THERAPIST

第 二 章

家庭：
各有各的不幸

萨提亚模式家庭治疗是从研究家庭结构开始的。萨提亚对家庭结构的研究既清晰又具体。

我们每个人都是在家庭中长大的，但是不同的家庭对每个人的影响是不同的。所以，托尔斯泰在《安娜·卡列尼娜》开篇中写道：幸福的家庭是相似的，不幸的家庭各有各的不幸。

萨提亚把家庭结构进行了分类，即主干家庭（核心家庭）、单亲家庭、重组家庭、收养家庭、机构家庭。随着社会的发展和家庭结构的变迁，后来又出现了新的家庭结构类型。比如同性恋家庭、丁克家庭、寄养或者组合家庭、多代或者隔代家庭、留守家庭、失功能家庭。这些家庭几乎涵盖了东西方所有的家庭类型。在此，我也根据中国的现状，增加了一些具有中国本土特色的家庭结构，以丰富我们对家庭的认识和了解。

一、主干家庭

主干家庭，也称核心家庭，即家庭角色和家庭功能健全的家庭。也就是说，一个家庭中，有爸爸，有妈妈，有孩子，且各安其位，各尽其责。

主干家庭是每个人都期待且渴望的家庭。它决定着一个人成长的家庭环境和心理环境，也决定着一个人的幸福、健康和快乐。每个孩子都期待和渴望家庭的完整，既能享受妈妈的陪伴和呵护，又能享受爸爸的信任和支持，还能时刻感受爸爸妈妈的相亲相爱。这就是幸福家庭的标志。

二、单亲家庭

单亲家庭，顾名思义，就是父母单方养育孩子的家庭。

单亲家庭由主干家庭演变而来。不外乎以下三种情况：

一种是父母双方有一方去世，留下另一方与孩子一起生活的丧偶家庭；一种是父母双方婚姻关系解体，导致孩子与其中一方生活，或者一段时间与父方或者与母方一起生活的离婚或者离异家庭；还有一种单亲家庭，我们称为形式意义上的单亲家庭。也就是父亲或者母亲其中一方因为工作、职业、特殊身份等，长期不与孩子一起生活，一年或者几年中只能短暂回家一次或者几次，而每次回家只能在家短期逗留或者短期休假的家庭。

另有一种单亲家庭更显特别。随着试管婴儿技术的诞生及应用，有些单身女性或者单身男性，通过冻卵去精子库配对，经过人工培育使试管婴儿诞生，或者通过代孕，进而形成只有母子（父子）或者母女（父女）一起生活的单亲家庭。

三、重组家庭

重组家庭由单亲家庭演变而来。重组家庭又分为以下四种情形：

一种是丧偶的单亲家庭中，与孩子一起生活的父亲或者母亲开始寻找新的伴侣，而该伴侣是未曾结婚或者未曾生育的女性或男性，与丧偶的父亲或者母亲重新缔结婚姻关系而组建的新家庭。这样的家庭，对于孩子来说，新的家庭成员要么是新来的妈妈，要么是新来的爸爸，我们统称为继父母。

一种是丧偶的单亲家庭中，与孩子一起生活的父亲或者母亲寻找到的新伴侣，也来自丧偶的单亲家庭，并留有孩子一起生活，双方重新缔结婚姻关系而形成新的重组家庭。这样的家庭，对于孩子来说，不但有新来的继父母，还增加了新的兄弟姐妹，我们叫继兄弟姐妹。

一种是离婚的单亲家庭中，与孩子一起生活的父亲或者母亲，又选择了新的配偶，而该配偶未曾结婚或者未曾生育孩子，进而组建了新家；或者选择了新的配偶，而该配偶也来自离婚的单亲家庭，所以，会携带孩子一起组建新的家庭。那么，对于孩子来说，就意味着多重的重组家庭诞生了。一是仅有新爸爸或新妈妈的重组家庭；二是父母离婚后不与孩子一起生活的生父或生母的家庭，孩子心中也会认为那是他的家；三是有了新的兄弟姐妹和新爸爸或新妈妈的重组家庭，以及父母离异而拒绝抚养，虽然有了新爸爸或新妈妈和新的兄弟姐妹，却不能生活在一起或不能长期生活在一起的家庭，这对于孩子来说，有时也是心中的一份期待或者渴望。

一种是上述单亲家庭演变成重组家庭后，生父母和继父母又生育了新的弟弟妹妹的家庭，对于孩子来说，也是增加了新的家庭成员的重组家庭。

四、收养家庭

收养家庭，严格意义上讲，是基于收养关系而形成的家庭。但在现实情况下，有的收养家庭虽然没有法律意义上的收养关系而已经形成了实际的收养关系，故而形成了收养家庭。

收养家庭也是基于以下四种情况而形成的：

一是有的父母基于各种原因不具备生育子女的能力，然后从各种渠道收养他人的孩子作为自己的孩子进行抚养，而形成了事实上的父母子女的养育关系。这种收养渠道有的是弃婴，有的是收送养父母双方有目的、有意愿的寻找和对接，有的是近亲属或者关系比较好的亲朋好友中，比如兄弟姐妹、堂（表）兄弟姐妹或者朋友、同学、战友中发生的收送养关系，有的是从福利院、孤儿院中通过签订协议而形成的收养关系。

二是有的父母因为已经生育孩子，但基于父母一方或者双方或者家族的原因，一定要收养一个儿子或者一个女儿作为所谓“儿女双全”的补充，以满足心理或者家族期待，从而从其他家庭收养儿子或者女儿而形成的收养家庭。

三是有的父母因为受重男轻女的地域文化影响，一定要收养儿子来弥补自己未生育儿子的缺憾，从而从其他家庭收养儿子而形成的收养家庭。

四是有的父母纯粹出于爱心，对极少数养育不起的多子女且生活极度贫困的家庭，为了解决他们的养育困境，在送养父母同意的前提下，而与该被送养出去的孩子形成收养关系的收养家庭。

五、机构家庭

机构家庭是指一个孩子从一出生或者成长到一定阶段（一般是指未成年的这段时间），基于各种原因，由福利院或者孤儿院抚养长大的成长环境，我们统称为机构家庭。

机构家庭一般有以下三种情况：

一是因为弃婴而形成的。有的未婚女性因为婚前性关系而怀孕或者意外怀孕生下又不想养育或者无力养育而抛弃的孩子，当被发现后即送往福利院，并在福利院长大。

二是因为各种灾难，比如地震、洪水、海啸、火灾、被拐卖或者重大交通事故等，导致父母双亡或者完全丧失养育能力，又没有其他近亲属可供依靠和抚养的婴幼儿，通过政府行使行政职能，由福利院或者孤儿院进行养育所形成的机构家庭。

三是因为父母双方同时因刑事责任被监禁或者出于其他原因被长期限制人身自由，又没有其他监护人或者养育人能够接替父母养育责任的未成年人，不得已由福利院或者孤儿院接替养育责任所形成的养育关系。

六、同性恋家庭

同性恋家庭在国外很常见。我国虽然不是同性恋合法化的国家，但在实际生活中，已经出现同性恋家庭这种类型。

同性恋家庭是基于以下三种情形形成的：

一是双方都无家庭的男同性恋者或女同性恋者，基于双方同性恋的关系，决定收养一个或多个孩子共同抚养的家庭。

二是双方都无家庭的男同性恋者或女同性恋者，基于双方同性恋的关系，一方或者双方决定用自己的精子或者卵子，通过卵子库或者精子库配对，再通过人工代孕或者试管培育方式生育孩子，并由双方共同抚养的家庭。

三是一方或者双方有家庭且有孩子的男女同性恋者，基于双方的同性恋关系，愿意与一方或者双方的孩子一起生活并承担养育责任的家庭。

七、丁克家庭

丁克家庭，来源于英文（Double Income No Kids, DINK），是指夫妻双方在无生理因素的影响下，自愿选择不生育孩子的家庭。丁克家庭虽然在社会上仅占少数，但它不失为一种家庭结构类型。

八、寄养或者组合家庭

萨提亚把重组家庭和组合家庭统称为组合家庭。我之所以把重组家庭和寄养或者组合家庭分开，是根据我国的实际情况而进行划分的。这里所说的寄养或者组合家庭，是指如下三种情况：

一是有的夫妻离婚了，但作为父亲或母亲的一方或者双方不想让孩子知道父母离婚的事实，双方达成协议，以组合家庭的形式来掩盖实际已经形成单亲家庭的事实，给孩子制造一种假象的家庭。

二是有的男女双方没有办理法律结婚手续，而实际上以夫妻关系名义进行同居，各自养育各自的孩子，或者一起养育双方的孩子，或者又生育了男女双方的孩子而共同养育所形成的组合家庭。

三是有的父母基于工作、出国、两地分居、特殊时期、特殊原因等情况，一时不能与孩子一起生活，将孩子临时寄养在近亲属或者亲戚朋友家形成的组合家庭。

九、多代或者隔代家庭

我国一直非常重视家庭和家庭文化。

有的地方至今仍然存在多代或者隔代的家庭结构。比如广东的客家人和潮汕人聚居区域、北方或者西北黄河流域的部分区域以及一些少数民族地区，仍然保留着大家族的传统。因此，在这些地域，多代或者隔代家庭成为很鲜明的一种家庭结构被保留了下来，其表现方式如下：

一是大家长制。在以客家文化和以潮汕文化为生活背景的聚居群落中，一些家庭，无论有几个儿子，有多少个孙子，都会由家中的爷爷奶奶或者曾祖父母行使大家长的权力来对各代人发号施令并进行统一管理。一个家族中，无论多少口人，无论是否结婚生子，一起吃饭，一起在一个围笼屋或者一栋几层的家族楼里生活。家中的大事小情，由长辈说了算，或者由男性排序第一的老大，要么是大伯，要么是大哥，要么是大儿子说了算，女性和孩子们常常表现出来的就是服从、听话和尽孝。

二是集体居住在一起。在中国的某些地区，有些多代家庭，往往居住在一起。过去是居住在一个稍大的房子里，比如“张家大院”“李家大院”等，现在条件好了，儿孙可以各自有各自的房子。但是，一个大家族还是要同住一个小区甚至一栋楼里，外在看似各有各的家，而内在是彼此不能分开或者分离的。特别是逢年过节，大家族的文化要求子代和孙辈不能在自己的小家吃吃喝喝，一定要聚集在大家长这里一起吃喝说笑打闹，保有一大家子的家族感觉，从而彰显家族的实力和势力。

三是关系依附、心理依附。在多代或者隔代家庭中，婚丧嫁娶、升学就业，个人没有决定权。恋爱、结婚、升学、就业等事项，似乎很少由个人说了算。即使子代或者孙辈有了心仪女性或者如意郎君，只要家族中的长者或者大家长不予首肯，也不会通过。所以，这样的家庭中，关系既多又复杂纠缠，人既多又不能独立自主。

四是祖父母或者外祖父母替代了父母。特别是在隔代家庭中，有的孩子只能由爷爷奶奶或者外公外婆养育，而自己的父母要么只做自己的事，要么放手不管，特别是独生子女的爸妈，在有爷爷奶奶替代养育的时候，更容易把孩子交给爷爷奶奶或者外公外婆进行隔代养育。这样的隔代养育家庭在我国屡见不鲜。

十、留守家庭

随着中国 40 多年经济的快速增长，父母撇下孩子外出打工的现象非常普遍。这样就让一部分孩子留守在老家，不得已形成了留守家庭。

留守家庭的表现形式有以下四种：

一是父母把孩子全权托付给爷爷奶奶、外公外婆养育，或者轮流在爷爷奶奶和外公外婆两个家庭中养育，而父母两人只负责外出打工挣钱养孩子、养老人。如果孩子在爷爷奶奶或者外公外婆家里稳定地生活，就属于隔代养育家庭而不属于留守家庭了；如果孩子在爷爷奶奶、外公外婆两个家庭轮流养育、轮换生活，就属于留守家庭。留守家庭里，家对孩子来说，只是一个暂时的住所，而不能形成心的归属。

二是父母把孩子托付给老师，让老师替代父母养育。所以，现在一些老师办起了日托或者全托留守照看机构，孩子一个学期或者一个学年都要生活在老师家或者老师创办的机构里，而这个地方对于孩子来说就是留守家庭。

三是父母把孩子寄托在姑妈、姨妈或者其他亲友家里，让他们替代父母照料孩子的生活和学习。孩子日常跟这些家庭生活，由这些替代父母的养育者进行约束和管理。

四是几个或者多个外出打工的父母联合起来聘请一个替代的照料者作为养育人，将不同家庭的孩子集中在一起，要么生活在出租屋，要么由照料者提供住处，由每个父母分摊照料的费用，由照料者进行日常生活照料和学习管理所形成的留守家庭。

十一、失功能家庭

顾名思义，失功能家庭就是父母失去养育功能的家庭，多数见于残障或者智障父母养育孩子的家庭。表现形式如下：

一是父母肢体残疾的家庭。有的父母基于各种原因导致肢体残疾丧失劳动能力，孩子生活在这样的家庭中，很多时候需要靠政府救济来养育。

二是父母是盲人或者聋哑人或者智力残疾的家庭。这样的家庭，父母丧失的是一种或者多种生理功能，对于孩子来说，有时需要其他方面的支持和补偿才能生存下来。

三是父母长年卧床或者是植物人的家庭。有的父母基于健康原因，在孩子很小的时候就出现健康问题，严重的导致植物人的状态，对于孩子来说，这是一个很大的生存考验，孩子也会需要相应的补偿和支持才能生存下来。

四是父母精神残疾的家庭。有的父母在孩子很小的时候就患有精神分裂症，或者像抑郁症一样的心理疾病，全部或者部分丧失了养育孩子的能力。而孩子在这样的家庭生活，同样需要其他的照料者来照料才能保证其健康成长。

EVERYBODY'S
FAMILY THERAPIST

第 三 章

父母的亲密关系
是送给孩子一生最好的礼物

前一章谈到，研究家庭，需要从研究家庭结构开始。那么，了解家庭结构，就需要从了解家庭成员、家庭关系和家庭动力开始。

萨提亚在她的《联合家族治疗》一书中，通过案例的形式间接地论述了家庭动力理论。我在萨提亚的相关书籍和描述里，归纳出了以下几个方面，可以作为认识和理解家庭动力的重要因素，这对每一个家庭治疗师都很重要。

一、父母的角色

谁是我的爸爸？谁是我的妈妈？我们在主干家庭结构中可以看出，每一个孩子都希望在一个家庭里，既有妈妈又有爸爸，每一个角色都不能缺少，这对一个孩子的健康成长是非常重要的前提要素。

那么，我们如何认识父母角色呢？

所谓父母角色，也就是我的爸爸、妈妈是谁。或者，谁是我的爸爸？谁是我的妈妈？

没有心理学背景的人，可能会想当然地认为，生我的爸爸妈妈就是我的爸爸妈妈。但是，学习心理学，特别是学习萨提亚模式，可能就知道谁才是我心理意义上的“爸爸妈妈”。说到这里，也许有的人会突然觉得，原来，我心理意义上的“爸爸妈妈”，不一定是生我的那个爸爸妈妈，而是其他像我爸爸妈妈一样的人。这就是“重要他人”概念的诞生。

（一）妈妈：孩子生命中的重要角色

每个妈妈从怀孕的那一刻起，就已经注定成为孩子生命中的重要角色。

胎儿在近300天的孕育中是不能离开妈妈这个角色的。胎儿的一切生理和心理成长，都需要妈妈这个角色，妈妈也须臾不能离开。即使是通过试管技术怀孕的，也要植入母体进行孕育。所以，我们说妈妈的伟大，就表现于此。无数诗词歌赋都表现和歌颂妈妈的伟大，也许到这一刻才会有非常深刻的认识，妈妈的伟大之处就是在胎儿的孕育过程中不可替代。所以，妈妈的角色重要性要先于爸爸。

当孩子出生后，妈妈的角色仍然非常重要。孩子在新生儿期是离不开妈妈的。所谓新生儿期就是出生后28天内的婴儿，我们也常称为“月窠孩”。一个月内的婴儿是非常难带的，婴儿表现得无比脆弱，一切均需要妈妈来满足。拉了、尿了、冷了、热了、饿了、痛了、难受了、不舒服了，都需要妈妈无条件地予以适时和恰当的呵护和满足。因此，只有妈妈才能满足婴儿从胎儿期过渡到婴儿期的各种需要，包括妈妈的呼吸、体温、味道、情绪，都是婴儿无比熟悉和稳定寻找的对象或“客体”；否则，婴儿会出现各种不适，从而无缘无故地哭闹和生病。所以，在中国，就出现了“过满月”的风俗。也就是，当一个孩子出生足一个月了，意味着他度过了生命中最艰难的成长期，而妈妈也度过了提心吊胆和小心翼翼的养育时刻。妈妈从不会和不敢抱孩子到熟练又舍不得放下孩子，找到了初为人母的幸福感和自豪感，全家人一起为这个小生命的诞生和成长而感到高兴并庆祝这个小生命的成长。

孩子过了满月，妈妈的角色依然重要且不可替代。孩子因为“共生”需要，无论在胎儿期还是婴儿期，都要与妈妈在一起，这是为孩子心理发展建立“安全基地”的重要时刻。所以，孩子在生理上，需要妈妈的母乳，需要与妈妈的皮肤接触，需要妈妈全天候的照料；在心理上，更需要妈妈给孩子建立安全感，给孩子温和的笑脸和稳定的情绪，以及温馨的成长环境。因此，“妈妈是孩子的全世界”这句话就恰当地诠释了妈妈在婴儿心里的重要性。

当孩子 100 天时，中国的又一个风俗“过百天”就应运而生了。满 100 天，意味着孩子可以慢慢从妈妈的身上移转到爸爸、奶奶、外婆身上了，孩子的注意力也慢慢开始从妈妈转向其他人或物上了。这时，妈妈的角色便开始一点儿一点儿地分化。因此，全家人因为孩子的一天天长大，又一次为孩子的生命进程而庆祝。

当孩子 100 天后，虽然不像 100 天内需要妈妈百分之百的照顾与呵护，但妈妈也不能长时间离开孩子。因为，孩子的大部分注意力还在妈妈身上。妈妈可以短时间离开孩子去做家务，去买菜、做饭、洗衣服，但当孩子超过一定时间看不到妈妈的时候，就会焦虑，继而哭闹找妈妈，直到妈妈出现，孩子的焦虑才会消失。在中国，妈妈的产假从 90 天延长到 98 天，甚至

128 天、158 天，其心理学原因就在于此。但不容忽略的是，无论是 90 天，还是 158 天，妈妈在正常上班后，婴儿在妈妈上班期间是见不到妈妈的。在此期间一般会由奶奶、外婆或者保姆等其他人替代养育，这就会使有的婴儿出现分离焦虑，表现出哭闹、吮手指、寻找新的重要他人的现象。这也说明，婴儿对妈妈的角色的需求不会因产假结束而自然停止。持续到婴儿的内在安全基地完全建立以后，妈妈的角色才能由其他人替代。理论上，妈妈在孩子 3 岁后长时间离开才算恰当。

那么，奶奶、外婆、保姆或者其他代养人能够替代妈妈的角色吗？这里要分六种情况来说明。

第一，很多妈妈属于职场妈妈。职业要求产假的时间最长只有 158 天。所以，妈妈产假过后，就要去上班了。这样，孩子不得不交由奶奶、外婆或者保姆来代养。而妈妈只有下班后才能跟孩子在一起。如果妈妈在下班后的时段里能够消除孩子一天因为妈妈上班而未见到妈妈的焦虑，并且足以让孩子感到安全的话，妈妈的角色不会因奶奶、外婆或保姆等人的参与而丧失。

第二，如果一个职场妈妈或者独生子女的妈妈，从孩子一出生就把孩子交给奶奶、外婆、保姆等人代养，并且孩子从未喝过母乳，妈妈从孩子出生到孩子 1 岁或者 3 岁间，也几乎没有全天候陪伴过孩子，久而久之，孩子自然选择奶奶、外婆或者保姆为他的重要他人，奶奶、外婆、保姆就可以完全替代妈妈的角色。妈妈无论去哪里、无论几点回来、无论怎样亲近孩子，孩子都不会再对妈妈有任何注意力了。

第三，有些独生子女妈妈，其孩子一出生，便被奶奶、外婆等人“抢走夺去”养育，而把妈妈闲置。妈妈只在孩子需要母乳喂养的时候，充当工具人出现。这样的孩子有时候会在妈妈和奶奶、外婆之间选择他所需要的重要他人。但带来的后果，往往是孩子跟谁都不亲，孩子对妈妈的感觉可有可无，妈妈的角色似乎也没那么重要了。

第四，有的妈妈在孩子出生后基于各种原因去世，或者孩子被妈妈遗弃，孩子不得已由奶奶、外婆或者其他代养人代养，孩子不得已选择代养时间最长的那个人作为自己心理意义上的“妈妈”，而对自己的妈妈丧失任何记忆。这样的妈妈，或许就成了孩子心中永远的“创伤”或者“未完成事件”。

第五，如果有的孩子在一段时间内，由奶奶、外婆、保姆轮流代养，且不同代养人的代养方式又差异很大，特别是有的代养人情绪不稳定、人格不稳定时，这样的代养人也不会成为孩子心中的“妈妈”。孩子会选择远离或者隔离的方式与这样的代养人相处，内心深处似乎经常生出“没有好过有，有不如没有”的怨气。

第六，有人可能会问，爸爸或者爷爷、外公等男性角色，能否替代妈妈的角色养育孩子？答案是肯定的，但会有一些差异。有的孩子小的时候会一直由爸爸或者爷爷、外公养育，妈妈要么去世，要么非常忙碌，要么出于健康等原因不能直接养育，而这样的孩子会把爸爸、爷爷、外公当成重要他人而亲近他们，但孩子不会把他们全部当成妈妈的角色，因为孩子只接收这些男性角色中的温暖和关怀的部分，而不会把他们当成像妈妈一样的女性角色。加之男性天然不具备母乳喂养功能，以及身体没有女性柔软的差异，更加不能让孩子把他们当成妈妈角色而替代。所以，在这种环境中长大的孩子，更多表现的是感恩，而不是亲近。

（二）爸爸：隐性的不可或缺的影响

爸爸的角色在孩子婴幼儿阶段似乎表现得没那么重要。

3 岁前的孩子对爸爸的感觉似乎可有可无。因此，孩子亲近妈妈对于爸爸来说司空见惯。有的爸爸也自然而然地接受了这样的现实。甚至有的爸爸，直到孩子上小学了，即使学校召开家长会，也自然让妈妈去参加，而自己选择忽略或者远离。

但是很多爸爸不知道爸爸的角色对孩子有着隐性的不可或缺的影响。主要表现如下：

从上幼儿园起，孩子就希望爸爸送自己去幼儿园。因为爸爸是安全的象征。只要爸爸在，无论爸爸对孩子做什么或者不做什么，对于孩子来说，都有一种安全感。有的孩子把爸爸形容为英雄，有的孩子把爸爸形容为变形金刚。言外之意就是，爸爸可以保护自己不受侵扰和伤害。孩子让爸爸送自己去幼儿园，爸爸就相当于孩子心中的警察，意味着“我可是有爸爸保护的，谁都不敢欺负我”！

孩子上了小学以后，爸爸更是孩子心中力量的象征。孩子遇到困难，需要爸爸给予支持；遇到难题，需要爸爸帮助解决；遇到危险，需要爸爸救援；遇到威胁，需要爸爸及时解除。特别是孩子在外面打架了或者被人欺负了，都会第一时间想到爸爸。因为男性不同于女性，男性的外形特征就是力量的体现，这对孩子的内在影响是很大的。孩子小时候害怕爸爸，就是一看到爸爸就有压力。所以，我们常常描述爸爸像山一样厚重，像树一样高大，是不为过的。无论爸爸的身高、体重怎样，对于孩子来说，都是一种力量的象征。所以，爸爸的存在，无形中带给孩子一种安全和稳定的感觉。

爸爸是权威的象征。对于孩子来说，妈妈说话如和风细雨，爸爸说话铿锵有力；妈妈更多关注细节，而爸爸更多关注宏观和理性。所以，孩子常常很在乎爸爸的语气、语调，在乎爸爸的态度和要求，这样就自然把爸爸当成了权威。因此，孩子犯错的时候常会看爸爸的脸色；孩子迷茫和困惑的时候，也常常希望爸爸指点迷津。男孩更多希望爸爸带他出去冒险和挑战，女孩更多希望爸爸给她勇气和力量。因此，爸爸的权威力量无时无刻不影响着孩子的内心，而不论爸爸有意或者刻意做些什么，这种定海神针般的力量一直不可或缺。

如果一个家庭缺少了爸爸的角色，对于孩子来说，似乎就少了保护与支持，少了力量和成长动力；似乎就缺了安全依靠，多了被欺凌、被攻击的风险。

那么，妈妈能否替代爸爸的角色呢?

女性和男性最大的不同，就是女性可以随时发挥父母二人的双重角色。这是因为，从文化的角度来看，女性替代男性并发挥男性功能，是被文化推崇和接受的。而男性替代女性并发挥女性功能不太容易实现，且不太被文化所接受的一个另类现象。因此，如果一个孩子的父亲去世，或者在离异家庭，孩子跟随母亲生活，或者父亲因为异地工作、特殊职业因素长期不在孩子身边，妈妈完全可以发挥双重角色来养育孩子。孩子也自然而然地从妈妈身上汲取双重力量，让妈妈既可以是妈妈，也可以充当父亲一样的权威角色来养育孩子。

如果孩子生活在留守家庭里，爷爷、外公或者舅舅、伯叔或者孩子崇拜和信服的老师，以及其他有力量的人，也可以成为父亲角色替代发挥作用。

二、妈妈亲，爸爸爱

（一）妈妈亲

日常生活中，我们对最亲密的人的称呼常常是“亲爱的”。其实，落在孩子的养育功能上，亲和爱是需要分开的。妈妈的养育功能更多体现在“亲”这个字上。

那么，“亲”和“爱”有什么不同呢?

从依恋理论来看，“亲”更多体现在母婴之间的依附功能上。所谓“依附”也更多体现在母婴之间的接触上。而“接触”又更多表现为皮肤接触、眼神和表情接触。这是爸爸不可替代的。

孩子在胎儿状态下，是和妈妈24小时“共生”的。在孩子降生前的近300天里，胎儿和妈妈完全是一体的，没有任何分化。妈妈的呼吸、妈妈的体温、妈妈的情绪、妈妈的任何生理和心理现象，胎儿照单全收。直到胎儿降生成为婴儿，随着脐带剪断，孩子和妈妈成为物理空间的两个人，但在心理空间，仍然是一个“共生”状态。

因此，在婴儿阶段，孩子需要妈妈全天候守在身边。妈妈抱着、搂着、拍着、亲着、用乳汁喂着婴儿，婴儿仍然需要时刻体验着妈妈的呼吸、脉搏、心跳、体温及声音才觉得是安全的。一旦婴儿被转移到其他代养人身上，我们会发现有的婴儿会迅速醒来或者哭闹。所以，婴儿对妈妈的熟悉度已经变得无可替代。当婴儿睁开眼睛的时候，也需要妈妈用爱抚的眼神看着、用温柔的表情回应着、用咿咿呀呀的声音附和着，婴儿才变得舒展和舒服。

当孩子慢慢从婴儿成长为幼儿，孩子仍然离不开妈妈的“亲”。除了妈妈的母乳，孩子仍然不想太长时间离开妈妈的怀抱。我们从《红楼梦》里描写贾宝玉和贾母的关系上就可以看出，孩子常常会“腻着”“歪着”“吊着”“挂着”“蹭着”“团着”“贴着”“吻着”母亲，在母亲或者像母亲一样的人的怀里或者身上肆意地黏着。这就说明，母婴之间的依恋，是离不开皮肤接触和眼神及表情接触的。这种接触，带给孩子无限的安全感，在心理上形成了“亲”的功能依附。

所以，一个功能良好的妈妈，会养育出一个安全和可信任型的孩子。而一个功能不是特别健全的妈妈就会养出一个要么是回避型的，要么是矛盾和冲突型依恋式的孩子，而母亲和孩子一旦近距离接触，彼此迅速变得不舒服，进而远离或者逃避。生活中我们会发现以下现象：很多人往家里打电话，开口都会说“找我妈”，或者即使爸爸接电话也要“让我妈接电话”；或者每逢过年过节，无论多远多辛苦都要回家看看“老妈”，当母子或者母女相见的时候，要么紧紧拉着手，要么眼含热泪、深情相望，要么紧紧拥抱、相拥而泣，要么身前身后围着妈妈转，这就是妈妈的重要作用，这就叫作“亲”。

而有些人非常羡慕孩子跟妈妈如此之“亲”，但自己却做不到。究其原因，就是自己未与母亲建立起“亲”的依恋关系，而让自己只能停留在与母亲“爱而不亲”的感觉中养育自己的孩子，进而导致自己与自己的孩子之间的关系同样是只能爱，不能亲。

所以，“亲”永远在“爱”之前。妈妈的“亲”属于身体记忆，而不是头脑记忆。落在后天的发展上，也许都属于潜意识的范畴。

（二）爸爸爱

爸爸的功能更多体现在主观感觉上。这种感觉，我们有时会称为“爱”。

孩子认为爸爸的爱是抽象的、遥远的、宏观的、无形的，甚至是陌生而迷离的。这是因为爸爸常常远离孩子又是权威。很多孩子小时候都怕爸爸，看到爸爸严肃的表情、很少的话语、僵硬的身体、宽大的手掌，孩子自然不会主动靠近爸爸。但爸爸的功能却让孩子时刻期待，甚至难以忘怀。

孩子在上幼儿园的时候，就希望爸爸把他背起或者骑在爸爸的脖子上，被爸爸送去幼儿园。一旦爸爸这样做了，孩子就特别开心。因为是爸爸让孩子有了“高人一等”和“一览众山小”的感觉，这样的心理优势是一生都难以忘怀的。所以，爸爸对孩子的第一个功能就是让孩子感受到他是被爱的，他是被重视的，他是骑在巨人的肩膀上的人。

孩子在上小学时，特别希望爸爸接送，要么牵着爸爸的手，要么爸爸给背书包，要么爸爸开车接送，直到送到校门口，让同学和老师看见“我是由爸爸送来的”，这样孩子感受到的就是自豪和骄傲。而爸爸的第二个功能就是让孩子更加自信。

孩子在取得好成绩或者参加各种比赛获奖的时候，特别希望爸爸能够及时给予认可和奖励。如果爸爸常对孩子竖起大拇指，常常在孩子面前夸奖和认可孩子，常常当着亲友和同学老师的面夸赞自己的孩子，孩子感受到的就是“我足够好”。这就是爸爸的第三个功能，这让孩子更有价值感。

孩子特别期待自己过生日的时候或者爸爸出差回来的时候给自己买礼物，要么是好吃的，要么是漂亮的衣服，要么是心仪的玩具。爸爸要是这样做了，孩子就感受到“我是重要的”！这就是爸爸的第四个功能，让孩子时刻感受到他存在的意义和重要性。

孩子也非常希望爸爸能够在空闲的时候跟孩子一起玩，参与各种体育项目，比如打篮球、踢足球、游泳，或者一起打游戏、一起拼乐高、一起看电影、一起户外旅行，帮助孩子提升各项技能。爸爸一旦这样做了，孩子就感受到了敢于挑战和冒险的勇气。这就是爸爸的第五个功能。

因此，爸爸的上述功能对孩子的成长都属于“爱”的范畴。这份爱不同于妈妈的“亲”，若使孩子常常黏在妈妈的怀里，心理长不大也长不快。但是，妈妈的“亲”，更多让孩子拥有“归属感”和“安全感”；而爸爸的“爱”，更多让孩子拥有“价值感”和“存在感”，让孩子尽快实现与妈妈的心理分离，挣脱妈妈的担心和束缚、捆绑和替代，解除“共生”状态，让孩子从妈妈的怀抱更快地投入社会的怀抱，让孩子真正成为一个独立自主的人。

如果爸爸不能或者无法发挥上述功能，孩子自然会把这个期待放在妈妈、老师或者其他重要他人身上。所以，其他人也可以替代爸爸发挥上述功能。

三、父母关系好坏，直接决定了一个孩子的安全感和幸福指数

萨提亚模式特别注重家庭中的沟通，而沟通常常会落在父母关系上。

父母关系好坏，直接决定了一个孩子的安全感和幸福指数。每一个孩子都期待和渴望父母关系好，相亲相爱。因此，父母的亲密关系是送给孩子一生最好的礼物。

父母关系常常会表现出以下三种模式：

一是父母关系亲密和谐。

这样的关系是孩子最为期待的。孩子生活在这样的父母关系中，既会接收到妈妈的“亲”，也会感受到爸爸的“爱”，一家人其乐融融、彼此顾念。父母之间，自然表达爱抚和爱慕，相互关心和关怀，拥抱和亲吻自然流畅，说话和气、表情温和。孩子在这样的家庭长大，自然学会和习得人际相处模式，从而推动孩子社会化成长中的人际关系的良好发展。在和谐的亲密关系里，即使吵架和争执，也是被允许的，要让孩子知道这样的争执是在表达每个人的不同观点，而不会失去彼此的尊重和彼此的相爱。孩子会从中学习到在人际关系中自由地表达自己的观点而不只是为了避免冲突而服从。因此，孩子会发展出更加立体、有弹性的人际关系，推动孩子更加健康地发展。

二是父母关系疏离。

孩子常常看到父母之间看起来很客气，或者很理性，但很少对话，父母一方或者双方要么表情平淡，要么长期僵硬；彼此很少眼神对视，更看不到彼此的亲密表达。父母说话

生冷，各住各的房间、各干各的事情，甚至各做各的饭菜，家里气氛冷清，彼此互动少之又少。孩子在这样的家庭中，自然会失去很多的快乐，更谈不上幸福了。因此，孩子会复制父母的关系模式，无论在幼儿园还是在小学、初中、高中，也很难建立良好的人际关系，常常处于被动或者隔离模式，甚至惧怕人多或者团体活动。孩子的抗压能力自然变弱，有的孩子甚至会表现出社交恐惧。但有的孩子因此会把更多的注意力转移到学习上，从而表现出学习成绩突出且稳定，但会阻碍社会交往能力的发展。

三是父母关系冲突。

父母常常表现出要么情绪化，要么你争我夺，要么一决高低胜负，要么彼此控制、打压、束缚，要么言辞激烈，互相贬损，要么相互对骂甚至大打出手，要么把孩子当成出气筒，对孩子拳打脚踢、肆意伤害。孩子在这样的家庭里，安全感受到了极大的威胁，几乎无法建立安全感，也无法习得如何建立和发展好的人际关系。因此，孩子往往生活在恐惧和愤怒里。当孩子上幼儿园、小学、初中、高中或者进入大学和社会时，常常会复制父母的这种关系模式，要么激惹同伴，要么被同伴激惹，不能平静地表达自己的想法，无法与同伴和谐相处。进入成人期，有的甚至发展出边缘人格障碍，极大地阻碍人际关系，特别是亲密关系的发展。

第四章

四大治疗目标：
心理咨询和家庭治疗的方向

运用萨提亚模式进行心理咨询或者家庭治疗，除了了解家庭结构和家庭角色、功能、关系外，接下来就需要了解萨提亚的“四大治疗目标”了。这是每个治疗师运用萨提亚模式进行心理咨询和家庭治疗必须牢记于心的。

这“四大治疗目标”的具体内容如下：一是提升来访者的自我价值；二是帮助来访者拥有更多更好的选择；三是推动来访者对自己的选择更加负责；四是帮助来访者实现“一致性”。“四大治疗目标”是萨提亚模式的核心。牢记这“四大治疗目标”，就等于牢记了心理咨询和家庭治疗的方向，使单次或者长程的心理咨询和家庭治疗不会偏离轨道，使来访者成长为一个越来越完整的人，让一个家庭越来越健康。

一、提升来访者的自我价值：先关注“这个人”

萨提亚说，自我价值即一个人对自己的感觉和想法。简单地说，就是一个人怎么看自己和是否喜欢自己、爱自己。

萨提亚的自尊理论认为，自尊是种理念，是种态度，是种感觉，也是头脑中形成的概念，它是由人的行为表现出来的。自尊是一种自我评估能力，是以尊严、爱和现实的方式面对自己的能力。高自尊的人表现为正直、诚实、有责任感、有同情心、博爱、能力出众。

萨提亚认为，自我价值是一个人对自我的深层考量。主要考量一个人是否认为自己是值得的、足够好的、有用的，也会考量一个人是否能够理解他周围所发生的事情，是否能够信赖自己、信赖他人，是否能够与他人建立亲密关系、发展亲密关系、拥有亲密关系，是否可以表达需要别人帮助，是否需要别人适当的身体照顾，是否有智力和知识上的需要，是否有情感发展的需要，是否有社会化方面发展的需要，是否有歌曲、舞蹈、颜色、香味等感觉发展的需要，是否有与人联结的精神方面发展的需要，是否觉得有上述需要是羞耻的，是否用爱和接纳的态度来看待自己的性别，是否用平等的态度去看待异性，是否可以表达内在的负面感受，是不是一个能够理解、重视和发展自己的人，是不是一个对自己和他人真诚和坦白的人，是不是一个愿意冒险、敢于创造和证明自己有能力的人，是不是一个可以适应新的情境并愿意随着情境而改变的人，是不是一个能够为所想、所听、所看做出选择并为选择负责的人，是不是一个内外一致并不控制别人的人。

自我价值，由“自我”和“价值”两个关键词组成。

在心理咨询和家庭治疗中，治疗师要从关注来访者的“自我”开始。治疗师要带着高度的职业敏感性来评估来访者的“自我”有没有虚高，有没有虚低，有没有失去“自我”的情形；有没有把自己活成“非我”或者“假我”“他我”的状态。

因此，萨提亚模式总是先关注“这个人”，而不是“这个人的问题”或者“这个人的症状”。这就再一次验证了萨提亚本人是一个地地道道的“人本主义者”。

关于“价值”，来访者对它要正确理解，首先这是一个抽象名词，很多人或许不知道如何对应自己的“内在”来解读它。

我常常把“价值”一词分开解读，便于来访者理解。“价值”的“价”，相当于我们去商场买东西时看到的商品上的价签或者标价，意思是“别人眼中的你，或者别人认为你值多少钱”；而“值”，一般是指“自己眼中的你，或者我自己认为我值多少钱”。所以，如果治疗师对来访者做出这样的解读或者隐喻，也许会迅速帮助来访者增强觉察，以便与自己核对，使来访者把关注力从外向内转移，推动来访者自我意识的改变。

萨提亚为了让来访者更好地识别和核对“自我价值”，特别在她的著作中双向列举了“自我价值”高和低的不同表现形态，方便治疗师在治疗中应用。

（一）萨提亚列出了“自我价值低”的 15 种表现

1. 总觉得自己会受骗；
2. 总会觉得被人羞辱鄙视；
3. 把自己推向受害者深渊；
4. 为了自我保护，把自己封闭起来；
5. 不愿意相信别人；
6. 对周围的事显得麻木不仁、冷漠无情；
7. 不愿意去看、去听；
8. 习惯于挖苦、蔑视他人；
9. 通过否定周围的一切来获得自我保护；

10. 一遇到挫折就以失败者自居，自我贬低、自我惩罚；

11. 用酗酒、吸毒或者其他逃避方式应对挫败；

12. 即使获得许多成功还是自寻烦恼地怀疑自己的价值，一个小小的打击也会让他有天塌下来的感觉；

13. 不能自我欣赏；

14. 通常想从妻子、丈夫、子女那里得到肯定；

15. 总想操纵别人。

因此，治疗师在初始访谈过程中，需要时刻针对上述15种“自我价值低”的描述与来访者逐一核对，先看来访者符合多少种，再核对每一种发生的时间、发生的地点、发生的情境、发生的人物，以此增强来访者对自己更深的觉察和探索，从而体验“自我”和“价值”的不同维度，以此推动来访者成长。

来访者之所以常常表现出低自我价值，往往与来访者的原生家庭密切相关。因此，要结合来访者0～18岁出生和养育的家庭结构、家庭三角关系、父母角色和父母功能逐一进行核对，帮助来访者找到低自我价值的源头，才能有针对性地帮助来访者走向疗愈。

（二）萨提亚同时列出了关于“自我价值高”的14种表现

1. 能够了解和珍视自己的身体；

2. 发现自己的美丽和价值；

3. 真诚友善地对待自己和他人；

4. 愿意冒险；

5. 喜欢创新；

6. 能够在环境要求下做出改变；

7. 能够找到方法来接纳新的和不同的东西；

8. 保留旧有的有用的部分，丢弃没用的部分；

9. 内心敏锐；

10. 有趣、能干、有爱心；

11. 负责；

12. 公平竞争；

13. 富有同情心；

14. 既温暖又刚强。

因此，在心理咨询和家庭治疗中，治疗师可以从来访者当下的状态开始核对和探索，按照逻辑顺序，先从自我价值低的 15 种表现开始核对，再逐一转向自我价值高的 14 种表现，这样就会把来访者从低自尊状态迅速拉到高自尊状态。当来访者的自我价值被提升了，来访者才有力量并有能力去完成其他目标，实现自身的改变。所以，在萨提亚模式的心理咨询和家庭治疗中，提升来访者的自我价值是重中之重。

萨提亚说，尊重和接受属于自己的一切是形成较高自尊的基础。伤害一个人自尊的方式是羞辱他、剥夺他的权利、惩罚他。

治疗师需要通过联结给予来访者无条件的接纳、尊重、关怀、共情、温暖，让来访者感受到他是被爱的、被支持的，从而提升来访者的自我价值。

治疗师需要通过在核查中的倾听和允许，让来访者接收到他是被人关注的、被人重视的人，从而提升来访者的自我价值。

治疗师通过评估中的澄清、解释、说明、释义，让来访者感受到被理解和被关怀，从而提升来访者的自我价值。

治疗师可以通过反馈呈现来访者有价值感的部分，让来访者意识到自己是有高自我价值的。

治疗师可以通过来访者的应对姿态，增加来访者的内在觉察，让来访者看到其内在隐藏的未被满足的期待和渴望。

治疗师可以通过雕塑，让来访者呈现曾经伤痛的自己，并让来访者看到伤痛背后所包裹着的期待和渴望。

治疗师可以通过挖掘来访者的内部资源，让来访者看到自己的内在力量。

治疗师可以通过引导来访者进行“一致性”沟通，允许来访者对内在的感受、想法、期待和渴望做出一致性表达。

治疗师需要帮助来访者在人性层面上看待自己而不是在角色里看待自己，以增强来访者对深层自我的认识。

治疗师帮助来访者整合内外部资源，带入转化，提升来访者的生命力。

萨提亚说，培养高自我价值的方法有以下四种：

1. 冥想练习

萨提亚说，冥想是可以帮助人们进入和使用自己右脑（情感和直觉）的方法。萨提亚认为，冥想可以帮助参与者聚焦他们的能量，提前预习要开展的工作，开放情感和直觉（右脑），平息内部对话，更加充分地生活在当下，开创新的可能性和新的选择，整合他们的各个部分和资源。

萨提亚说，通过冥想获得的感悟，可以帮助我们确定和巩固这样一个事实：我们是神圣而又卓越的个体；我们具有学习能力；我们是被人爱的、值得被人爱的，而且也能够去爱别人；我们每一个人都是生命的见证，而我们的生活就掌握在自己手中。

萨提亚说，整个生命不过是不同形式的冥想。这种冥想不仅是领悟自身灵性的途径，还是一种仪式，是一种对治愈过程有强大影响的仪式。

萨提亚早期的冥想着重呼吸、感觉和凝神三方面。后来在深度和重要性方面进一步发展，集中于强化肯定、积极的知觉、恰当的选择、新的可能、自我的接纳。

萨提亚说，我之所以运用冥想技术，就是希望你和我能够提高对现在所发生的一切的觉察水平。

萨提亚说，只有通过右脑的直觉，改变和成长才成为可能。利用冥想，可以把头脑中的碎片聚焦起来，并给予我们力量感、对自己的积极想法，同时也带给我们机会，让我们意识到对自己的爱。

萨提亚说，当人们努力去实现更高的自我价值时，那些已经不再适用的、不再为我们需要的部分就可以通过内心的加工过程进行重构。

萨提亚在冥想中常常将注意的重点放在我们自己的身体、呼吸，以及此刻与他人的联结上。萨提亚的兴趣在于如何以积极的能量形式来建构每一天，她将整个世界看作一个可以为我们提供无限选择和行动机会的地方。她着重强调我们可以利用自己的独特性来赋予自己力量，以此创造出机会，并带着爱意和欣赏的态度释放那些已经不再适用于我们的一切。

萨提亚冥想技术提升了我们每一个人的灵魂高度。她将我们的智力、思考和了解事物的神奇能力与直觉和情感部分联结在一起，帮助我们创造出了一个完整和统一的自我。

萨提亚冥想，是用诗歌的咏叹形式来表达的。她深信，每个人都是同一生命力量的展示。而每一次冥想都像一口深井，我们可以在其中寻找和探索。最终，我们发现，在每一口井下都有一道甘泉，将每个人联结起来。

萨提亚提供的上述“冥想”，需要治疗师针对不同的来访者所呈现出来的不同情况而进行有针对性的应用。在所有的冥想中，与自我联结是非常重要的一步，治疗师需要首先学会应用。治疗师在冥想中须注意语速、语气、语调的运用。语速不要过快，语气尽量平缓温和，语调尽量低频和柔慢。

2. 与自己联结

萨提亚说，联结就是“以人为本，予人关怀”。

所以，治疗师在对来访者进行咨询时，需要把温暖、爱、关怀、真诚、善良、柔软、关注、重视、体贴、尊重贯穿治疗始终。

萨提亚说，有联结的人生，需要了解自己，需要与人交往，二者都需要以相当的耐心来达成一份人生智慧。

所以，治疗师在咨询中的等待、耐心、陪伴至关重要。

萨提亚说，越是与自己、与他人有全然的、充分的联结，我们越能感觉到爱、价值感和健康，并会更加明了如何有效地解决我们的问题。

所以，治疗师需要时刻觉察，在咨询中有没有控制、评判、强求、责备、看低、反感、讨好和忽略来访者。

萨提亚说，联结包含三个部分——自己与自己联结；对方与对方联结；两个人彼此联结。

所以，治疗师在咨询中要首先评估自己是否在一致性状态，自己是否失联；然后再评估与来访者是否失联。如果失联，会在冰山的哪个部分失联。

萨提亚说，伤害某个人的自我价值，就等于破坏了建立良好联结的机会。

所以，治疗师需要时刻看到来访者是可以为自己负责的、是够好的、是有用的、是有能力的、是有希望的、是愿意开放自己的、是可以尝试一些新的可能性的。

萨提亚说，与自己联结就是我和我自己更熟悉，我和我自己更亲密，我可以爱自己并且友善地对待自己的每一部分，我能够做我最感兴趣的工作，我有办法使自己活得更有意义、更亲近他人，我能够使自己更丰富、更有创意，我拥有我自己，我能够驾驭我自己。

所以，治疗师在为来访者做咨询的过程中需要时刻与来访者就上述这些部分进行核对。

萨提亚说，我们每个人都拥有建立良好情感联结所需要的工具，那就是：你的呼吸、感觉、声音、姿势、经验，运动的能力、时间、空间及他人，在建立一个全然的联结时，你必须运用这里的每一部分，这样它们才能和谐地搭配在一起。

所以，治疗师在为来访者做咨询的时候，需要觉察以下内容：你的呼吸是平缓的还是急促的；你的感觉是在当下的还是在过去的，或许还有负面的或者评判的；你的声音是放松的、柔和的还是紧张的、僵硬的；你的身体姿势是开放的还是防御的，是接纳的还是拒绝的；你的经验是丰富的还是有限的；你的身体是自由的还是局促的；你的时间观念是稳定的还是急切的；你对空间的感觉是放松的还是压抑的，或者是紧张的。治疗师要觉察来访者是否也在上述部分与你同频，每个部分都可以很好地建立联结。

萨提亚说，我们接收外界信息最主要的方式是运用感觉器官，尤其是我们的眼睛、耳朵、鼻子、皮肤和嘴。

所以，治疗师与来访者建立联结时要充分运用眼睛来观察、来看、来关注、来好奇、来洞察；用耳朵来听、来辨、来搜索信息、来整合信息；用鼻子来闻、来识别、来核查、来评估；用皮肤来接触、来温暖、来关怀、来爱；用嘴来说、来探究、来打断、来解释、来澄清、来爱。

萨提亚说，最好的姿势是两个人之间保持一个手臂长的距离，双方眼睛平视，同时坐着或者站着。

这一点对很多治疗师非常重要。如果治疗师缺乏这部分的专业注意，要么会让来访者因治疗师过于靠近而感受到压迫和被侵犯，要么会让来访者因治疗师过于远离和疏离而产生不被关注、不被重视或者被忽略的感觉，要么会因治疗师眼睛直视而感受到被盯着或者被窥视，要么会因治疗师或坐或站跟来访者不同步而引发来访者内心的不安。所以，治疗师需要征求来访者的意愿选择座位、方向、远近等，以建立有效联结。

萨提亚说，邀请是与他人联结的第一步。

所以，治疗师可以通过下列邀请与来访者建立联结：

我可以邀请你坐下来吗？

我们从哪里开始呢？

你现在可以开始了吗？

治疗师在与来访者建立联结时，也需要注意联结的禁忌，特别是一些新手治疗师更加需要注意。联结的禁忌主要表现在以下五个方面：一是治疗师的禁忌，包括有没有“视而不见”“听而不闻”“言而无意”“动而不知”“触而不觉”“没有善意”“缺乏爱意”“非治疗性的好奇”“非治疗性地获取来访者的相关信息”“任何形式上的交易”“不恰当的关怀和示好”“交友”；二是当来访者说话时，不恰当的“听”，包括“你忙着准备你要接着说的内容”“忙着弄清楚他说的是对是错”“你的脑中已经被别的人、别的事塞满了”“你只听到了信息的片段”“勾起了你过去的经验”“引发你旧有的恐惧或者希望”；三是肢体语言上的禁忌，包括“身体后仰”“双手抱胸”“抖脚”“眼睛斜视”“走神”“皱眉”“记录”“关注手机和外面的声音”；四是外在形象上的禁忌，包括“着装太过随意”“袒胸露背”“衣服过于透明”“浓妆艳抹”“香气袭人”“体味过重”“说话有口气”“乡音过浓”；五是咨询室的禁忌，“杂物过多”“摆设杂乱”“色彩过多过艳”“色彩沉重”“玻璃等易碎物品多”“嘈杂”“有异味”。

治疗师在咨询过程中还需要注意的是，当来访者发生下列情况之一时，均提示带有强烈的阻抗和防御，同时带有不同程度的投射。这时最考验治疗师的稳定性、成熟度、接纳度和一致性，包括当治疗师被挑战时、当治疗师被忽略时、当治疗师被激惹时、当治疗师被质问时、当治疗师被质疑时、当治疗师被诱惑时、当治疗师被评判时。因此，治疗师要时刻觉察自己的一致性，用一致性与来访者进行联结。治疗师需要学会表达当下感受；学会表达当下想法；学会示弱；学会绕路、另辟蹊径；学会“读心术”，以迅速解读来访者的冰山。

3. 自尊宣言

治疗师需要带领来访者进行“自尊宣言”的体验。让来访者对照萨提亚关于“自尊宣言”的内容，先读一遍，然后再读一遍，之后闭上眼睛复述一遍，最后再用自己的语言表达一遍，觉察前后的变化和内在的不同体验。

“我是我自己。在这世界上，没有一个人像我。有些人有某部分像我，但没有一个人完全像我，因此，从我身上出来的每一点、每一滴，都那么真实地代表我自己，因为是我自己选择的。我拥有我的一切：包括我的身体，和它所做的事情；我的大脑，和它的所思所想；我的眼睛，和它所看到的、所想象的；我的感觉，它们可能是愤怒、喜悦、挫折、爱、失望、兴奋；我的嘴巴，和它所说的话，礼貌的、甜蜜的或粗鲁的、正确的或不正确的；我的声音，大声的或小声的；我所有的行动，对别人的或对自己的。我拥有我的幻想、梦想、希望和害怕；我拥有我所有的胜利与成功、所有的失败与错误。因为我拥有自己的全部，因此，我能和自己更熟悉、更亲密。由于我能如此，所以我能爱我自己，并友善地对待自己的每一部分。于是，我就能够做我最感兴趣的工作。我知道某些困惑我的部分，和一些我不了解的部分。但是只要我友善地爱我自己，我就能够有勇气、有希望地寻求途径来解决这些困惑并发现更多的自己。然而，任何时刻，我看、我听、我说、我做、我想和我感，那都是真实的我。过些时候，我再回头看，我是如何看、听、想和感受的，有些可能已不再合适了。我能够舍掉一些不再合适的，而保留其余的，并且再创造一些新的来取代舍掉的那些。我能看、听、感受、思考、说和做。我有方法使自己觉得活得有意义、亲近别人，使自己丰富和有创意，并且理解这世上其他的人类和我身外的事物。我拥有我自己，因此我能驾驭我自己。我是我自己，而且我是好的。因此，当我认识到自己是一个与别人有着共同点又有不同之处的独一无二的人时，我就不会再拿自己和别人比较，也不会再自我评判和自我惩罚了。”

4. 家庭作业

按照萨提亚的要求，治疗师需要为来访者布置如下家庭作业，让来访者创建一种新的成长模式和家庭动力模式。

家庭每隔几个月安排一些时间让大家分享一下新的情况是很有益的。比如孩子长高、学会新的技能、形成新的观点、产生新的疑问、发现新的乐趣，不要忘记开一个庆祝会。

刚为人父母的人要注意以下六点，帮助孩子提升自我价值。

要清楚自己平时是怎么抚摸小孩的。你的抚摸是生硬的还是温柔的？是无力柔弱的还是充满爱意的？是让人恐惧的还是让人焦虑的？

要清楚自己的眼神是怎样的。要敢于承认自己的感受，重要的是要能用眼神向你的孩子传达自己的感受。

要教孩子明确区分哪些事与自己有关，哪些事是别人引起的。当你和孩子说话时，一定要将自己所用的人称代词指向谁说清楚。

鼓励孩子多发表意见、多问问题。

父母吵架后要轮流到孩子的床边告诉他这是与孩子无关的事情。

与孩子讲话时一定要看着他的眼睛，直呼他的名字，并不时地拍拍他。

二、你可以有更多更好的选择

第二治疗目标与第一治疗目标“提升来访者的自我价值”是密切相关的。低自我价值的来访者往往会选择那些与受苦、受难、受累、受害、受罪相关的成长经历，让自己无法摆脱；而高自我价值的人常常选择快乐、喜悦、兴奋、幸福、健康的成长目标。来访者之所以有如此大的差异，就是因为每一个来访者在原生家庭的成长经历，以及父母的养育方式不同所带来的不同选择。因此，治疗师要与来访者核对0～18岁原生家庭和父母的养育信息来帮助来访者有更多更好的选择。

（一）与父母“共生”

所谓“共生”，就是把两个人活成一个人，谁也离不开谁，谁也不让谁长大，彼此依赖、彼此束缚、彼此纠缠。每个人都不能实现独立自主，都不能成为一个完整的人。我有时用“生死总相依”来形容两个人的关系，即生要一起生，死也要一起死。

来访者一旦存在与父母“共生”，带来最大的后果就是来访者无法做出选择，且不说更多更好的选择了。因为在“共生”状态下，来访者所有的成长动力和能力，几乎全部被父母剥夺了。来自妈妈的“共生”，更多表现为妈妈为来访者包办、替代一切，从饮食起居到听说读写，妈妈可以从幼儿园到小学、初中、高中，乃至大学包办一切，所有的事情都由妈妈思前想后，料理得妥妥帖帖，不需要来访者动脑和思考，不需要来访者动手和参与，来访者只须选择服从即可。因此，来访者便成了妈妈的“宠物”，只须配合和服从就足够了。而在与爸爸的“共生”中，来访者更多接收到来自爸爸的“都是为你好”的安排和照顾，有时是命令和控制。大事小事全部由爸爸周密安排部署，当下和未来的发展目标全部由爸爸逐一具体确定，来访者只须踏上轨道，像机器人一样按设定好的程序运行就够了。因此，来访者自然丧失了自我选择的能力，也无从识别真假好坏、善恶美丑，社会化发展严重滞后。现实中，年轻人所谓的“躺平”“摆烂”和“妈宝”现象多数与此有关。

（二）家里谁说了算

很多父母从结婚时起就一直进行“权力争夺”，即争夺家里的权威，都想说了算。孩子从小就不知道谁是权威，也不知道该听从谁的。孩子从父母的口中常常得到的是有矛盾、有冲突、有差异的答案。孩子想做选择和决定时，父母也是各有各的干预、各说各的理由。久而久之，孩子就学会了钻空子，也学会了推卸责任。让孩子做决定时，总是犹豫不决，不能做出决定，经常是问来问去，最后还是不能迅速做出选择。因此，这样的原生家庭养育方式，自然导致了来访者进入成人社会仍无法做出选择。

（三）妈妈流过产或很难怀孕

如果一个妈妈有过流产或者多次流产的经历，特别是自然流产，妈妈对下一个孩子的诞生，从胎儿起就特别小心翼翼，更不用说出生以后了。因此，妈妈时刻都会担心孩子出现各种危险，或者发生各种意外。孩子几乎活在妈妈的担心和焦虑里。在这样的成长环境中，孩子无法做出自己的选择，更加无法自己做主。凡事都需要问妈妈，因此，妈妈的担心成为孩子做出选择的最大障碍。有些大龄或者高龄产妇，一旦有了孩子，也是各种担心和焦虑，生怕孩子出现各种意外。因此，孩子有这样的妈妈，是很难独立做出选择的。

（四）爷爷奶奶、外公外婆，不知道听谁的

如果来访者过往生活在多代养育家庭，要么爷爷奶奶参与养育，要么外公外婆替代照料，家庭中就会出现多权威的现象。孩子在两代人的不同观点中常常感到混乱冲突，不知道选择听谁的和按照谁说的去做。久而久之，孩子就不做选择了，有时甚至选择放任的态度。

（五）哪些是你的，哪些是我的

基于上述四项核对，治疗师在为来访者做咨询时，首先，应当聚焦在来访者对界限的把握是否清晰。也就是来访者能否在关系中区分开我的、你的、他的、我们的和我们之间的界

限。如果清晰，就会推动来访者做出选择。其次，聚焦来访者明晰哪些是自己能够做的，哪些是自己不能够做的；什么是自己需要的，什么是自己不需要的；有哪些对于自己来说是可以的，有哪些是不可以的。逐一进行核对，推动来访者提升拒绝的能力。如果来访者能跨越这一关，就可以帮助来访者做出更多更好的选择，从而实现这一治疗目标。

三、对自己的选择负责

萨提亚提出的“四大治疗目标”，是彼此递进且环环相扣的逻辑关系。核心是核查一个人的潜力和能力。第二个治疗目标是让来访者拥有更多更好的选择，那么核查来访者如何可以做到“拥有更多更好的选择”的标准就到了第三个治疗目标，也就是能否为自己的选择负责。

为自己的选择负责，强调的是一个人独立自主的成长能力。所谓独立自主，就是一个人进入生理成年后，心理成年也要伴随而来，否则就会发生滞后，继而影响自己有更多更好的选择，以及对自己的选择负责。

那么，如何推动来访者对自己的选择负责呢？

（一）要核查来访者能否为自己的情绪负责

一个心理发展滞后于生理发展的人，常常表现出情绪多、爱抱怨。我们常常听到“都是你把我气死了”，或者“如果不是你，我该多开心呢”及“我的病都是你造成的”之类的话。实际上，这些都属于外归因的人。情绪属于每个人的个体行为。每个人都是自己情绪的主人，每个人都需要寻找核查情绪的来源和指向对象，都需要觉察情绪背后压抑的想法、期待和渴望。当一个人能够对情绪做出上述核对时，这个人就做到了对自己的情绪负责，也自然会减少、减弱或者消除情绪对自己和对他人的负面影响和伤害。

（二）要核查来访者能否为自己的想法负责

很多人常常有很多非理性的想法。特别是当有压力发生的时候，一些人常出现灾难性或者强迫性的想法，要么是两极对立思维、非黑即白，要么是单一固执己见。这些想法的形成和出现，无外乎想证明不是自己的责任而是他人的责任造成今天的现状。因此，自然会把今天的不好归责于要么是他人造成的，要么是外在的事件造成的，要么是其他情境导致的，很少能够核对和觉察自己内在的想法和观点是否存在偏颇或者偏差。因此，治疗师需要与来访者逐一核对非理性想法的由来及帮助来访者转化错误的认知，增加来访者更多的认知维度，打开更多的认知空间，这样才能帮助来访者对自己的想法和观点负责。

（三）要帮助来访者对自己的期待负责

来访者往往带着过往未被满足的期待走到当下。因此，来访者会有很多的期待在现实中等待实现。有的期待是对自己的，有的期待是对父母的，有的期待是对兄弟姐妹的，有的期待是对同学和老师的，有的期待是对配偶的，有的期待是对孩子的，有的期待是对领导和同事的，甚至有的期待是对社会和国家的。所以，治疗师要与来访者逐一核对其各种期待，从而让来访者明确，每个人可以对任何人，包括社会、政党和国家抱有期待，但任何人，包括社会、政党和国家没有任何责任和义务来满足你的期待，除了法律、道德和伦理有特别规定的。只有让来访者看到在自己保有的这些期待中，哪些是从过去原生家庭延续下来的，哪些是属于希望的范畴，哪些是属于要求的范畴，哪些是属于抱怨的范畴，来访者就能明晰如何对自己的期待负责了。

（四）要帮助来访者对自己的渴望负责

渴望对于任何人都是一样的，这是全人类共通的生命底层动力。渴望落在父母的关系上，就是希望妈妈更加“亲”他，爸爸更加“爱”他。如果在生命的早期，这两份渴望没有得到满足，一个人就特别在乎他人的欣赏、认可；就时刻盼望他人的重视和关心呵护；就更加希望别人的尊重、理解和关怀。因此，很多来访者是带着这样的议题来到了咨询室。所以，咨询师要告知来访者，一个人的渴望在成人之前，特别是童年期，是由父母来满足的。但是，当进入成人期后，就要学习表达渴望，以及自己来满足自己的渴望，这样就会避免渴望不能获得满足时所带来的心理痛苦。而一旦学会了自我满足渴望，比如自己能够欣赏认可自己，自己能够接纳和信任自己，自己能够理解和关爱自己等，生命力就会得到极大的提升。

（五）要推动来访者对自己的行为和关系负责

心理不成熟的人常常对自己的行为和关系不负责。特别是那些长期被父母包办、替代、捆绑和控制长大的，更没有对自己的行为和关系负责的意识。一旦压力来临，或者一旦做错了事、遇到挫折和挫败，或者恋爱关系、夫妻关系、亲子关系、社交关系出了问题时，就把压力和问题上交。要么指望父母帮助或者他人替代解决，要么期待上级或者领导帮助承担后果。所以，自己长期以来没有学习到自己的选择需要自己负责。因此，治疗师需要与来访者逐一核对哪些是需要自己负责的，哪些不需要自己负责。当然，从另外一个角度，一些有拯救者倾向的来访者，有时也自认为需要为别人负责，比如替代父母、替代兄弟姐妹、替代孩子做一系列不该自己承担的事情，从而让自己背负很多，导致心理负担过载。所以，治疗师需要双向核对来访者的心理边界，带领来访者清晰行为和关系的边界和责任归属，实现各司其职、各就各位。

（六）推动来访者学习对生命的尊重和负责

当下各种原因导致自杀的现象层出不穷。特别是青少年，在中考和高考压力下，因考试失利及一时挫败，选择自杀的偶有发生。一些年轻人因为失恋、失业，不堪忍受逆境中的压力，也时有自杀事件报道出来。也有一些存在抑郁情绪或者患有抑郁症的人，常常徘徊在自杀的边缘或者付诸自杀行动。当来访者有这些苗头发生的时候，治疗师都需要更多在“自我”层面与来访者沟通，让来访者意识到生命的重要性，认识到“自我”的生命价值。帮助来访者改变“如果不成功就完了”“别人认为我不好就真的不好”等错误认知；帮助来访者看到自我价值，以及彰显和绽放生命力的更多可能性，这样来访者就可以从心理低谷中走出来，重新认识自我。

四、实现“一致性”

“一致性”是从英文“Congruent”翻译而来的。这也是萨提亚希望每一个人成长的终极目标。如何看一个人的心理健康水平，“一致性”是最好的答案。

那么，在萨提亚模式里，究竟如何理解和应用“一致性”呢？

（一）“一致性”意味着一个人要“表里一致”

“表里一致”，需要从“冰山”的维度来评估一个来访者。也就是从冰山外层的情绪、行为、语音、肢体语言、表情、眼神等外在评估，到冰山里层的应对、感受、想法、期待、渴望，进行逐一核对和评估来访者是否带着觉察评估自己当下生命力的状态。如果来访者不能及时或者适时评估自己当下生命力的状态，在治疗师的镜映下，又要看来访者是否能够增加当下的觉察。如果能，且可以及时调整和改变，来访者即可实现“表里一致”的状态。这种状态会让来访者感到舒服和平静、开心和喜悦。简单来说，从常人的标准看一个人是否“表里一致”，就是一个人自己看自己时，是否常常感到舒服；别人看自己时是否也感到舒服，以及这个人无论在什么样的场合和环境下都是舒服的，就构成了“一般人标准”。

（二）“一致性”考量一个人是否常常兼顾“我、你和情境”三部分

一个人生活在这个世界上，都会涉及“我、你和情境”三部分。

治疗师评估来访者的现实状态，需要观察来访者是否存在只活在“我”里，而忽略了“你”，或者忽略了“情境”。这样的人常会表现出“自我”过大，眼中无人、目空一切。有时把这种人称为“自大”或者“自恋”或者“唯我独尊”。

治疗师也要观察来访者是否常常活在“你”里，而忽略了“我”或者忽略了“情境”。这样的人常常没有自我，总是在乎他人的眼光和语言，以及他人如何评价自己。这样的人常常丢失自己，让自己活在委屈和讨好里。有时可以用“低三下四”“委曲求全”“看脸色行事”“自卑自贱”这些词来形容。

治疗师还要观察来访者是否只顾及“情境”，而丢失了“我”和“你”的情况。这样的人常常表现出“忘我”和“高度利他”的倾向。我们常听到用“一心扑在事业上”或者“全身心地牺牲和奉献”，以及“披星戴月、加班加点地工作，忘了自己的劳累和休息，病倒在工作岗位”这样的词汇和语句描述一个人。那么，这样的人就属于只顾及“情境”而忽略了“自我”的人。在精神分析理论中，这样的人就被定义为“超我”，意思是丢失了“本我”和“自我”的发展。

所以，当治疗师把上述三个部分的观察逐一与来访者核对时，会增加来访者的觉察，从而引发认知的改变和行为的改变，推动这个人的整体生命能量更加完整统一。

（三）“一致性”需要从“过去、现在和将来”的时间维度来评估

一个人的完整性，要看这个人有多少时间活在过去，有多少时间活在当下，又有多少时间活在未来。

当一个人能量水平很低的时候，常常活在过去，特别是活在过去那些受苦、受难、受累、受罪、受害的人、事、物里。统计数据告诉我们，至少有10%的人常常活在过去受害者的模式里。因此，作为治疗师，需要时刻与来访者核查，什么时候活在过去的受害者模式里，以此增加来访者的觉察。与此同时，还要核查来访者有多少时间活在未来里。如果治疗师与来访者核对过往经历，来访者要么轻描淡写敷衍几句，要么云淡风轻避而不谈，然后告诉治疗师“过去的就让它过去吧，没什么好谈的，或者没什么必要谈过去”的时候，意味着来访者存在巨大的防御，也意味着来访者不愿意面对过去的痛苦和悲伤，这同时意味着来访者习惯用隔离的方式来防御过往的痛苦。遇到这样的情况，治疗师需要耐心地陪伴来访者，给他支持、给他力量，让他在认知上知道只有很好地面对过去，才能更好地面向未来，这是每个人的心理成长必须跨越的逻辑步骤。当来访者有充分的心理准备后，才可以从过去走到当下，从当下走向未来。

萨提亚模式属于存在人本主义心理学流派，因此会更多地驱动来访者活在“此时此刻”的当下。这就意味着，无论来访者常常活在过去还是常常活在未来，治疗师需要把来访者拉回当下，回到来访者当下的生命力状态来增加来访者的觉察。

究竟是哪些因素干扰来访者不能回到当下，又是哪些经历影响来访者不愿意回到当下。当逐一核对清楚后，来访者就会找到心理疗愈的方向，最大限度地减少防御，从而敢于正视和面对过去，卸掉背负的沉重包袱。这样才能轻装上阵，更好地投入当下的工作和生活，充满信心地面向未来。当这种状态实现时，也就意味着这个人具有了“一致性”状态。

（四）治疗师需要把“一致性”带入来访者的觉察和改变中

1. 治疗师核查的焦点可以聚焦在来访者是否对冰山的各个层面有着“一致性”的觉察。

2. 如果来访者不在“一致性”状态，治疗师需要帮助来访者觉察卡在了哪个层面，然后就卡住的层面开始工作。

3. 治疗师需要带领来访者核查是否对冰山各个层面存在批判或者评判的想法。如果存在批判或者评判的非理性想法，治疗师要帮助来访者转化。

4. 治疗师需要帮助来访者核查在关系里是否可以进行“一致性”沟通的觉察，聚焦在是否存在指责、讨好、超理智、打岔的应对模式。如果存在，需要带领来访者进行“一致性”沟通训练。

5. 治疗师需要用自我的“一致性”来引领来访者走向一致性。治疗师需要现场示范并时时为来访者照镜子，增加来访者的觉察。

（五）治疗师需要通过沟通训练检验来访者能否觉察“不一致性”情形的出现

治疗师可以带领来访者现场练习，观察来访者能否关注到沟通中所出现的“不一致性”行为。

第一轮，如果在一对一的治疗室，治疗师可以带领来访者进行互动沟通训练，让来访者选择沟通的对象，进行角色扮演，然后开始沟通练习；如果在工作坊中，治疗师需要让来访者自己选择角色扮演者坐下来进行面对面训练。

训练时，治疗师提示来访者能否兼顾以下要素：

1. 既能注意听对方的声音，又要体验你俩的情绪，无论是过去的或者未来的；

2. 能否注意到自己在自由表达的时候，还要努力弄清对方话语的意思。

萨提亚对一些关键词的把握和使用做过特别的提示，这些关键词就是我、你、他们、它、但是、是、不是、总是、决不、应该。包括以下内容：

（1）如果你明确用了“我”，你就会很清楚你要为自己所说的话负责。

比如把“你不能这样做”换成“我想你不能这样做”就让关系变得对等，且消除压迫感了。

（2）当人们处于危机和压力时，能否使用“我”这个字眼，是需要修炼的，也是非常关键的。很多人在压力下，就忽略了“我”的存在，而变成“我们”了。

（3）“你”这个字用起来也不简单。一般来说，用“你”

常会令人有被责难的感觉。

比如如果把“都是你把事情搞砸了”换成“我认为你把事情搞砸了”，能量就改变了。

（4）“他们说……”常常是一个间接说法，这也是散布谣言的一种模糊的、有威胁性的方法。我们常常听到“都是他们说的”这样的话，其实就是“道听途说”。

（5）“他们”也可能表示我们内心的一个负向想法，尤其是有责备对方的意念时。

比如：“是他们不让我做的。”“他们会生气的。”“他们会这样想的。”

（6）“它”，是一个很容易被误解的字，必须小心使用。“它”代表一个隐藏的“我的信息”。比如：“这种事啊，它很容易发生的。”可以换成：“你说的这种事，我以前碰到过，我知道那会让人觉得尴尬。”

（7）“但是”，常被用在含有是非意思的句子中。

比如“我爱你，但是我希望你要对我父母好”这样的表达，很容易让对方不舒服、不安，或者一大堆困惑。如果把“但是”换成“而且”，能量就会发生改变。

（8）清楚地说“是”和“不是”，是很重要的。很多人会说：“是的，但是……”或者“是，也许……”这种说法对于官场上有权力和地位的人是安全的。但在关系里，特别是妈妈或者爸爸用这样的方式对孩子说话的时候，就会让孩子产生信任的缺失，有时也会带来欺骗的感觉，或者阻碍联结。

（9）“总是”“决不”都是强调我们情绪的，而且往往反映的并非真实情况，带来的结果是伤害的、令人讨厌的。很多人用这样的词就会让人感觉“以一当十”，特别是孩子听到妈妈和爸爸这样说，或者丈夫听到妻子这样说，就会有被冤枉和被怪罪的感觉。

（10）“应该”和“必须”都暗示着你已经错了，而此时你也无能为力。用这些字眼，暗示某个人的愚笨。听起来像友善的劝告，却含有责备的味道。

所以，治疗师需要带领来访者觉察，当这些字眼出现的时候，要澄清以下内容：

“他们”是谁呢？

“它”是指什么呢？

你说的“不是”或者“但是”到底是什么意思呢？

当你说“决不”或“总是”时，是不是在表达你此时此刻的情绪呢？

你对使用“必须”“应该”这样的字眼时，是否觉察到什么？或者对方会有什么感受呢？

能否觉察一下，“我在说什么？我是怎么想的？我感觉到了什么？我是怎样做的”？

练习后，彼此反馈，相互增加觉察。

第二轮，练习“倾听”。“倾听”是沟通中非常重要的基本功，很多人常常忽略“倾听”在沟通中的重要性。治疗师可以在第一轮训练的基础上带领来访者进入第二轮练习，提示来访者练习中的注意要点。

1. 听者能否集中精神，投入全部精力；

2. 听者不对说话人将要说的话做任何猜测；

3. 听者要描述性地说明自己听到的，而不能妄加判断；

4. 听者要让对方知道他在倾听而且明白对方所说的意思；

5. 如果需要澄清，可以问对方“你的意思是……”。

练习后，彼此反馈，相互增加觉察。

第三轮，治疗师带领来访者觉察“沟通的陷阱”是否出现在彼此沟通的过程中。

1. 是否存在假定对方能够彻底了解自己；

2. 是否存在主观预设，不论自己说了什么，对方都应该理解他；

3. 是否用自己习惯的形式给对方贴了个标签；

4. 是否在言语交流和非言语交流之间产生双重冲突信息，即语言和面部表情、肢体姿势、肌肉配合、呼吸节奏、音调、手势不和谐一致。

练习后，彼此反馈，互相觉察。

第四轮，治疗师带领来访者觉察在听到双重信息时的当下反应，提示来访者是否存在以下情况：

1. 选择部分语言而忽略其他内容，即所谓的“断章取义”；

2. 选择非言语的部分而忽略语言部分，即“舍本逐末”；

3. 转换话题，即“打岔”；

4. 离开；

5. 睡觉；

6. 顾左右而言他，评论信息的双重特征。

彼此反馈，相互增加觉察。

第五章

心理治疗的五大元素

元素的英文是“Elements”，这里五大元素是指萨提亚在家庭治疗中所运用的五大家庭治疗特色。这“五大元素”充分体现了萨提亚本人极端人本主义的理论倾向，也涵盖了萨提亚本人对家庭治疗及对人性的深刻洞察和透彻理解。通俗地说，“五大元素”是萨提亚模式家庭治疗区别于其他心理治疗的五大独到之处。它贯穿家庭治疗的始终，是治疗师需要时刻把握和运用的理论体系和思维方法。

萨提亚模式心理治疗的五大元素，包括体验性、系统性、积极正面导向、专注在改变和运用自我。

一、体验性

体验性是萨提亚模式最突出的治疗特色，也是萨提亚本人在治疗中运用最多的治疗方法之一。

如果站在身心灵的角度去看心理治疗，萨提亚模式是从身体切入的。而从身体切入的方式就是让来访者具有体验性。

体验性，顾名思义就是用身体来经历、来感受、来经验、来检验。

很多人认为，人类的记忆是从大脑开始的。比如当我们让一个人回忆小时候的事情时，很多人会说只记得 3 岁或者 4 岁时发生的事，似乎 3 岁之前什么都没发生一样。其实，人类的身体记忆要早于大脑记忆。

因此，在萨提亚模式家庭治疗中，更多地强调打开来访者的身体记忆，打开来访者所有的感官系统，打开来访者所有的身体感觉，这样就会帮助来访者迅速从当下回到过往的情境，最大限度地减少来访者的防御和阻抗，让来访者很快看到冰山最深层的期待和渴望，加快治疗节奏和疗愈速度，推动改变的发生。而这个技术就是体验性。

任何一个生命来到这个世界上，都是从受精卵开始的。这也是萨提亚所说的“第一度诞生”。这第一度诞生凝结了来自爸爸数亿个精子和来自妈妈一个卵子最终博弈的结果。生命的神奇就在于此。因此，可以说人类的记忆甚至可以追溯到细胞记忆。可见，怀孕对于许多爸爸妈妈来说，是一件多么重要的事。

如果一个妈妈久备不孕，或者历经多次流产，辗转多家医院，遍访多位医生，仍然不能顺利怀孕，仅就这一件事，或许就会让这个妈妈在身体和心理上留下创伤性记忆。那些痛苦的回忆，以及漫长的期待所包裹的难过和悲伤、害怕和恐惧，会让妈妈的身体时刻不能忘记。如果这些不被看见或者不被疗愈，或许会对妈妈产生终生的影响，特别会影响到妈妈对下一个已经出生的孩子在养育上过度担心和焦虑。因此，打开妈妈怀孕期间的身体记忆，对疗愈这个妈妈的过往伤痛具有非常重要的意义。

再比如一个胎儿在妈妈子宫中 300 天左右的时间里，其时刻会感受到妈妈的变化。无论是妈妈的健康状况，还是妈妈的情绪状态；无论是妈妈的工作强度，还是妈妈的生活节奏；无论是父母关系，还是家庭压力，胎儿无不知晓。因此，胎儿在妈妈的子宫里，会接收到来自妈妈爸爸和家庭的所有信息，也许这些信息就形成了胎儿的潜意识。如果不被“唤起”，也许会在某一天突然出现非大脑记忆的身体信息，而一直影响着一个人的后天发展。

再看，当一个孩子出生时，有的顺产，有的早产，有的剖宫产。这就是萨提亚所说的“第二度诞生”，也就是孩子以怎样的形式降生到这个世界。那么，孩子出生的过程，孩子上述不同情形的降生，会带给妈妈和孩子怎样的影响，只有妈妈和孩子的身体知道。也许到了妈妈和孩子成长的某一天，要么妈妈，要么孩子突然被某件事勾起，就会出现或许连自己都不知道可能出现的症状或问题。而这些症状或问题，有些甚至是目前的科学或医学技术水平没有达到的，或者在理论上达到却没有在实际中应用覆盖的。这就需要开启妈妈和孩子从“第一度诞生”到“第二度诞生”的身体记忆，来回溯当时发生了什么，如何发生的，才能对现代医学或者科学产生循证依据，从而让治疗师有理由对来访者进行有章可循的心理治疗。

还有，在妈妈对婴幼儿的养育中，特别在孩子3岁前，孩子的一些记忆会留在身体里。比如孩子会将妈妈的怀抱、妈妈的抚摸、妈妈的母乳、妈妈的味道、妈妈的眼神、妈妈的声音、妈妈的语气语调语速、妈妈的脸庞、妈妈的微笑、妈妈的即时回应等全部刻在身体里。婴幼儿会用表情、哭声和身体语言来回应妈妈的各种对待。所以，婴幼儿可以通过妈妈的各种对待来识别自己是否被欢迎，是否被爱，是否感受到安全和被呵护，是否被关注和重视，等等。随着婴幼儿一天天长大，他就会用这样的身体记忆来回应后天的社会化成长，无论是建立人际关系还是亲密关系，无论是情绪管理还是压力反应，无一不在重复婴幼儿期与妈妈的身体记忆。

因此，体验性会让来访者看到真相，会增强对来访者视觉、听觉、触觉、嗅觉、感觉的冲击，会迅速促进来访者进入内在觉察，会让来访者迅速看到应对模式及其对关系的影响，会让来访者及时觉察生命力的状态。

治疗师在运用体验性这一元素的时候，需要学习以下的方式和方法，让来访者进入体验，由此唤醒身体记忆，从源头进行疗愈。

1. 治疗师可以学习用握手、微笑、轻拍、抚摸、拥抱等肢体触碰让来访者进入温暖、关怀的体验，以此与来访者建立治疗联盟

精神分析取向的心理治疗，是严格禁止治疗师与来访者有任何身体接触的。因为精神分析讲究的是潜意识意识化。换句话说，只要让来访者知道问题出在哪里就意味着疗愈。至于来访者是否从“知道”到“做到”，全部交给来访者自己。举例来说，有的来访者一直觉得妈妈不爱他，所以对妈妈有各种抱怨、拒绝、隔离，甚至恨。如果运用精神分析疗法进行治疗，当来访者知道原来对妈妈的恨可能缘于俄狄浦斯情结时，似乎治疗即告终结。但在萨提亚模式里，疗愈的进程会有很大不同，有时又会觉得如出一辙。

萨提亚本人是位女性，她擅长用各种肢体语言来与来访者进行联结。我看到萨提亚本人在带领工作坊的录像，她无论是在讲课，还是在做个案呈现，肢体语言都非常丰富。她常用握手与来访者或者来访者的家人打招呼。有时她也会在个案进行中，握住来访者的手轻拍和抚摸，尤其对孩子和女性，这样的轻拍和抚摸运用得非常及时到位。在这一过程中，我也常常看到萨提亚在个案结束时用拥抱来表达对来访者的感谢和深度联结。我观察到的是，每个来访者或者每个家庭治疗中的家庭成员，没有对萨提亚运用上述肢体语言而表现出拒绝，或者不好意思，或者感到愤怒和不满的情况，反而都感受到被温暖和被关怀。这就恰好吻合了每一个生命从出生到养育的过程体验，而这些肢体语言几乎涵盖一个生命被妈妈或者像妈妈一样的“母亲人物”照料的全过程。因此，体验性可以迅速唤起来访者童年期所有被养育的身体体验，唤醒被压抑的“潜意识”。

再比如在治疗过程中，当治疗师看到来访者默默不语又有身体瑟瑟发抖的反应时，可以在建立安全和可信任的联结后，在不违反咨询伦理的前提下，要么握住来访者的手，要么让来访者拉住治疗师的手，以此让来访者感受到被支持的身体体验。治疗师可以通过与来访者的双手联结的信息，评估什么时候可以用手轻拍，什么时候可以用手轻轻抚摸，什么时候可以增加来访者的内在体验，什么时候可以让来访者越来越放松，什么时候可以推动来访者深度进入治疗的内在历程，以此评估如何进入下一步的治疗进程。

如果说精神分析强调投射和移情在治疗中的作用，那么，萨提亚运用体验性的方式，是让来访者迅速发生投射和移情，而且这种投射和移情的发生速度，可以快速帮助来访者追根溯源并增加觉察，推动改变和成长。因此，两者的治疗技术有异曲同工之妙。

2. 治疗师可以学习用声音、语气、语调、语速来增加来访者渴望被爱、被关注、被重视的内在体验

萨提亚在做家庭治疗时，非常在乎声音、语气、语调、语速的运用，这也反映出治疗师对来访者内在历程的把握。声音的抑扬顿挫、语气的时刚时柔、语调的高低起伏、语速的快慢急缓，都会引发来访者当下的心路历程。就像我们观看话剧一样，演员在舞台上运用台词表现人物的心路历程，就是用声音、语气、语调、语速来刻画人物的。而治疗师一旦用这样的方式，会迅速勾起来访者过往生命历程的不同体验，这也会让投射和移情迅速发生并进入疗愈进程。

比如治疗师在发现来访者讲起妈妈欲言又止且满心纠结时，可以用很柔和的声音问："你是不是非常在乎妈妈，却又不敢说出来？"或者当治疗师发现来访者对爸爸无比愤怒，想骂又骂不出的情况时，可以大声且坚定地说："怎么可以有这样不负责的爸爸？"由此可以迅速引发来访者过往的体验，内在历程会像泄了闸的洪水一样波涛汹涌，从而引发强烈的情绪释放。

但在经典精神分析治疗里，治疗师只需要在来访者看不见的躺椅一端，被动地听和记录来访者的话，并极少地介入，不能参与任何肢体接触或者有表情、声音、语气、语调、语速的变化。治疗师似乎扮演一个无知无觉的完全中立的“木头人”。精神分析更加强调个体的成长动力。所以，精神分析一般是长程治疗，动辄上百次或者几百次，少则几十次。而在萨提亚模式中，特别强调治疗师和来访者之间的沟通和互动，从而主动引发来访者的改变意愿和改变动力。因此，萨提亚本人也是在做了多年的精神科医生，并做过多次精神分析个人体验后，才大胆地把家庭成员邀请到治疗室进行家庭治疗。家庭治疗能迅速产生治疗效果。萨提亚是开创体验式家庭治疗先河的伟大人物。

3. 治疗师可以学习用呼吸、表情、停顿、沉默来让来访者进入共情、同频、同步的内在体验

每一个来访者都是带着自己的议题来见治疗师的，而每一个来访者的内在历程都是不一样的。因为只有他自己知道，在他的生命历程中发生了什么，也许有时连他自己都不知道发生了什么，却一直感觉在被什么东西影响着而让自己说不清道不明。这就需要治疗师用非常专业的理论储备加以评估和识别，更需要治疗师带着对人性的尊重及深刻洞察来伴随来访者走过一段又一段的心路历程。这就需要治疗师适时地运用呼吸和表情来增加好奇和共情；运用停顿和沉默来陪伴来访者走过最艰难的时刻。这个时刻常被誉为“此时无声胜有声”和“润物细无声”。就像我们看电影一样，当主人公进入内在历程时，或凝视远方，或默默落泪，或大口吸烟，或拼命喝酒，而画面只有主人公一个人，没有台词，没有其他人参与，仅有背景音乐，这就是同频、同步的体验。要让来访者感受到，治疗师就像一个容器或者一个特定的人物来倾听、来共情、来感知、来心疼……这也是心理治疗的美感和艺术魅力所在。

4. 治疗师可以学习用距离高低、远近、前后、左右、中间等雕塑关系来增强来访者在关系中的体验

萨提亚开创的体验性家庭治疗的特色之一就是把雕塑技术运用到心理治疗中。雕塑本来是美术和美学的范畴。但是，萨提亚把每个治疗师隐喻为雕塑家，需要对来访者的内在历程生动形象地进行雕塑，让来访者打开身体记忆和感官系统，更加立体形象地推动来访者进行觉察和看到真相。所以，萨提亚常常在她的工作坊中运用人物雕塑关系，运用高低、远近雕塑关系中的应对模式，运用前后、左右、中间雕塑关系中的变化，以此推动来访者觉察自己过往的成长历程及内心图式，帮助来访者一步一步识别意识和潜意识的冲突，看清内在冰山的期待和渴望。

萨提亚第一次认识到雕塑技术对自我和他人知觉所产生的强力作用，是在1951年。萨提亚认为，雕塑技术是一种方式，向自己和他人宣告我们自身与自己或者是他人沟通的内部加工过程的外在呈现；雕塑技术是一种让我们更加了解家庭所处的情境，以及每一个独立的个体所处情境的表达方式；雕塑形象地呈现一幅家庭全景图，塑造了一个家庭的含义，以及每一个家庭成员的价值观、信念、规则和每个家庭成员表达他们的知觉、准则、期望、感受、渴望和向往的方式；雕塑技术可以外化一个家庭的沟通方式，个体与家庭的生命周期及其不同发展阶段、代际模式，以及支配、控制、服从、疏离的感觉。

我在个案中发现，雕塑技术可以迅速消除来访者的阻抗和防御，并能够迅速把来访者带入体验性治疗。我看到萨提亚运用雕塑时不是一成不变，而是千变万化的。

雕塑技术是萨提亚模式体验性应用的突出方式。雕塑技术可以运用距离远近、高低、颜色、灯光、道具等一系列呈现手段来完成，也可以用身体语言和应对姿态来外化内在的感受。雕塑技术可以推动来访者深入地觉察和体验。雕塑运用得越到位，来访者的疗愈效果就会越好；治疗师体验得越准确，雕塑就会越有张力，来访者内在的触动就会越强烈，改变的进程就会越快。

那么，治疗师如何运用雕塑呢？

（1）治疗师与来访者建立安全和信任的内在联结，是进入雕塑的前提。雕塑技术运用得是否到位，取决于治疗师对来访者内在冰山的把握和外在应对模式的觉察。当联结建立得更紧密，来访者才更愿意敞开自己，也更愿意跟随治疗师走得更深。这就是治疗师进入雕塑的火候。

（2）治疗师需要觉察什么时候启用雕塑才最恰当。一般情况下，在充分建立联结后，当治疗师发现来访者进入认知层面并很难进入感受层面时，治疗师就可以运用雕塑把来访者从认知层面带入感受层面进行体验。或者，当治疗师发现来访者进入阻抗或者防御，而这种阻抗和防御不是来自治疗师时，治疗师也可以选择运用雕塑来解除来访者的防御和阻抗。

（3）治疗师需要评估来访者左右脑优势来选择用什么样的雕塑最契合。比如视觉优势的来访者，治疗师就可以选择视觉化突出的雕塑来推动来访者的体验，也就是让来访者多运用眼睛观察，以唤醒视觉记忆；听觉优势的来访者，治疗师可以选择用声音、语调、语速、语气包括呼吸，让来访者运用听觉来唤醒记忆；感觉优势的来访者，治疗师可以选择用握手、身体接触[①]、拥抱、抚摸的方式来进行雕塑。

（4）治疗师需要学习运用团体力量来推动来访者进入体验。即善于在工作坊中运用角色扮演来雕塑来访者在原生家庭中的互动模式及互动体验。

（5）治疗师在一对一的治疗室里，也可以运用各种道具来进行雕塑，比如用布偶、娃娃、泥塑小人、空椅子，用抱枕、布条、纸箱、杯子、毛巾、报纸等，这可以增强来访者的体验性。

（6）治疗师需要学习用冥想带领来访者进入体验性，并把冥想作为雕塑中主题引领、能量整合，以及过程走向的技术，应用到雕塑的过程中。

（7）治疗师运用雕塑时，切忌只摆应对姿态，停留在外在的呈现。治疗师需要着重通过雕塑在来访者内在的推动和觉察上下功夫。所以，治疗师需要运用雕塑的张力让来访者进入冰山的深层体验，然后再慢慢地把来访者带入当下，以实现内外在的有机整合。这个过程，治疗师需要用一连串的历程性提问来完成。

提问必须牢记以下三个要素：问什么，怎么问，为什么要这样问。

---

① 身体接触并非单纯的字面意义，它在萨提亚模式中是特指的非常微妙的行为，包括轻微的身体碰触、感知到彼此血液的流动、双方目光的接触等。——作者注

在萨提亚模式的提问技术中，治疗师需要学习以下两部分的提问：一是“准备彼此”的提问。比如打招呼，你好，请坐……让来访者自己选择适合他的位置就座；治疗师介绍自己，名字、职称、专业取向、执业年限；从来访者希望和喜欢的称谓开始提问；治疗师简单地介绍咨询设置和告知保密伦理；邀请对方确认来访的原因或者工作的目标，然后开始冰山各层次的探索提问。二是“由浅入深”的提问。治疗师需要多用“开放式提问”，边提问边评估，步步为营、时时澄清、处处聚焦，澄清或聚焦时需要“封闭式提问”，避免讲故事，善于和巧妙打断，冰山贯穿始终，联结处处紧密，共情时时需要。

（8）治疗师在运用雕塑时，需要双轨制进行。即先由来访者进行雕塑，先由来访者来主导，包括选角色、呈现应对姿态及互动关系；而后治疗师需要基于治疗的框架来评估来访者所呈现的雕塑是否准确、真实、到位，然后再进行调整并与来访者核对，核对后再对画面进行定格。

比如在工作坊中，当一个来访者描述妈妈很凶或者小时候常常挨妈妈打骂的情形时，治疗师就可以让来访者选择一个“妈妈”作为角色代表，并让这个“妈妈”呈现小时候凶他的样子。来访者也许只能让“妈妈”站在远远的位置，来表达自己的害怕或者恐惧，而不能把凶的内在张力表达出来。这时，治疗师就需要做出调整，让“妈妈”远远地站在椅子上呈现强势或者高高在上的“指责”样子，让来访者呈现蹲在地上，低头或者埋头不敢看“妈妈”的雕塑，这样，来访者的体验迅速发生，治疗师便可以迅速把来访者从当下体验带入过往的成长情境，从而引发内在冰山的思考。

（9）治疗师可以学习用颜色、物体、玩具、光线来增加来访者在视觉冲击力上的内在体验。因为很多工作坊是在酒店举办，治疗师可以运用现场灯光的强弱变化来增强来访者的各种成长体验。

（10）治疗师可以学习用音乐、画外音、他人说话来促进来访者在听觉冲击力上的内在体验。治疗师在做心理治疗时，总会遇到有的来访者不能在当下表达自己，不能表达情绪或者内在感受，不能表达自己的期待和渴望的情况。究其原因，就是成长中的压抑和防御所致。而在这时，治疗师就需要在完全精准把握来访者内在历程时，运用音乐和画外音来增强来访者内在的体验，推动来访者解除压抑和防御，一步一步走向疗愈。

比如我在治疗一个女性因为爸爸去世而不能心理告别的哀伤个案时，来访者对爸爸记忆最深的，是爸爸会吹箫。于是，我在让来访者对爸爸表达哀伤的时候，缓缓地放出了带有箫声的音乐，当即引发来访者诸多回忆。来访者在音乐的伴随下把压抑在心中那么多年想对爸爸说的话，一股脑全部说了出来。之后，来访者反馈，好像心里迅速排空了多年压抑的情绪，可以迅速与爸爸告别了。

（11）治疗师可以学习用角色扮演来呈现沟通模式，带领来访者进入各种关系体验，促进来访者觉察和改变。

萨提亚在家庭治疗中的贡献之一就是总结出了人类的求生存沟通模式，并用视觉化的方式呈现在家庭治疗当中。有数据告诉我们，人群中至少有 70% 的人常常活在求生存的应对模式里。这就是我们在一个家庭中常常看到的，在家庭成员的互动中，有的人要么指责，要么讨好；有的人要么说教，要么打岔。人一旦进入这种自动化反应时，往往不知道自己在指责、在讨好，在说教、在打岔。这就需要在家庭治疗中运用雕塑技术来呈现来访者的互动模式。所以，治疗师需要通过呈现上述应对模式来增强来访者的体验，来访者可以通过当下亲自体验或者通过角色扮演给自己照镜子来增强觉察，以此推动改变。

关于“雕塑方法”，可能有的治疗师会希望了解和掌握各种雕塑方法并把它们烂记于心、信手拈来，或者有的治疗师可能会问，雕塑方法究竟有多少种？萨提亚关于雕塑的方法是千变万化的，不是一成不变的，也许同样的雕塑在甲来访者身上用恰当，但在乙来访者身上就不合适。这就是因为每个来访者的生命故事和内在冰山都是不同的，因此，任何一个雕塑都是不一样的。那么，为了让初学者形成对“雕塑”的感性认识，我把在马来西亚林文采老师课堂上学到的“雕塑方法”，融入了我自己的理解，用文字的形式整理出来，供大家参考。

1. 关于“压力”的雕塑：如果来访者经常感觉有压力，可以运用以下三种方式来雕塑

（1）用“压”来代表压力。如果来访者认为压力是来自爸爸或者妈妈，或者兄弟姐妹，或者其他人的时候，治疗师先让来访者选择这些角色，然后让来访者蹲下来，再让这些角色用手一起压在来访者的肩上，力量逐渐加大，让来访者体验这种压力带来的觉察并反馈。

（2）用“背”来呈现压力。治疗师需要先与来访者核对该压力是否来源于某个特定的人，如果确定是来源于某个特定的人，治疗师在来访者选好角色后，让来访者背起这个特定的人行走。治疗师需要提示这个角色扮演者把整个人的重量全部放在来访者的背上，直到来访者背不动停下来，或者不想继续背为止，然后让来访者体验这种背的感受及改变决定。

（3）用“物”来呈现压力。如果来访者体验到的压力是一种无形的、莫名的压力，治疗师可以用桌子、椅子等象征物，以带有压力的感觉呈现给来访者，呈现的时候需要用长久静态（高度、距离）和即时动态（远近移动、左右摇摆、忽闪忽现）等方式来增加压迫的氛围，或者在物体上写上带着颜色的“压力”二字，然后，让来访者去体验面对这种压力的感觉，并让来访者觉察当下的反应。

2. 关于“家庭规条等非理性想法”束缚的雕塑

如果来访者经常觉得有非理性想法束缚自己，让自己常常处于“应当”“必须”“一定”的想法，治疗师需要准备多种颜色的布条，来访者每说出一个非理性想法时，就用一条布条将来访者捆绑起来，以代表束缚的感觉，并尽量绑得紧一些，直到来访者讲不出非理性想法时停止。绑的时候要从上到下，并且手脚都要绑上。然后让来访者在他人保护不致跌倒的情况下往前行走，增强来访者的体验。如果来访者决定挣脱这些束缚，需要让来访者自己解开这些布条直到解脱，并核查来访者的体验和应对。

3.“关系”的雕塑

（1）“纠结”关系的雕塑。治疗师可以让来访者用肢体语言表达“既要又不要”的纠结关系。比如用一只手表达“要”，而用另一只手表达“拒绝”；或者用身体的一半表达“要”，而用身体的另一半表达“不要”，增强来访者的体验。

（2）“纠缠”关系的雕塑。治疗师可以用布条把两个或者三个纠缠的人捆绑在一起，相当于“二人三足”的游戏模式，然后让他们按照不同方式一起前行，让来访者体验。

（3）“丧失”关系的雕塑。治疗师可以用人或者物来代表丧失的人，然后在人或者物上搭一条深色“布”来代表丧失，以此增强来访者对丧失的体验。

（4）“爱恨交加”的雕塑。治疗师在针对来访者在亲密关系上爱恨交加的体验时，可以先让来访者用手或者身体语言表达“恨”，然后用布条把来访者与所恨的人联结在一起，带领来访者体验“恨”的背后所隐藏的未被满足的期待和渴望。

（5）“两个我”的雕塑。当来访者经常觉得有两个“我”在打架的时候，治疗师需要让来访者选出喜欢的“我”和不喜欢的“我”两个角色，让他们背靠背站着，彼此的胳膊和手需要挽在一起，让来访者觉察、核查、体验，回应当下的感觉。

4. 应对姿态的雕塑

（1）“指责”的雕塑。让来访者选择角色，用手指指向对方的肢体语言，以及高低、远近、力度来表达指责的强度和冲击力。

（2）“讨好”的雕塑。让来访者跪在地上，或单腿或双腿跪在地上，眼睛乞求式地望着对方，肢体语言呈现乞讨状，让来访者体验内在的感受和所要表达的期待和渴望。

（3）“说教”的雕塑。让来访者像钢板一样挺直背部站着，身体侧向对方，头部高高仰起，双手交叉于胸间，来形象表达不屑一顾、高傲蔑视的冲击力。

（4）“打岔”的雕塑。让来访者表达站也不是、坐也不是，游离在外的肢体语言，或者用害怕、躲避、逃避、回避的手势和肢体语言来表达不想和不愿意面对压力、冲突、困难和挑战的冲击力。

5.“表达”的雕塑

（1）空椅子技术。即治疗师如果需要推动来访者对关系里的人进行表达的时候，都可以运用“空椅子”雕塑。治疗师需要先把来访者带入“表达”的情境，然后核查来访者是否确认在“空椅子”上已经浮现出表达对象的“这个人”，如果浮现出来，核查一下“这个人”的衣着服饰、体貌特征，待来访者入境后再进行表达。这一过程中治疗师还需要带领来访者进行冰山的探索。

（2）角色互换技术。当治疗师需要来访者体验另一方的体验时，可以运用这种雕塑。即把来访者带入对方的角色来体验这个人的内在冰山，让来访者在另一方的角色里表达对来访者的内在冰山的理解。表达后，治疗师再将来访者带回自己的角色里，体验刚才在角色互换时所带来的觉察和反应。

6.“期待”和“接纳”的雕塑

（1）如果来访者对自己的父母一直不能接纳又纠结于这种关系时，治疗师可以用“向后退”的雕塑方式来增强来访者的体验性和内在觉察。特别是当来访者的父母已经年迈又不能满足来访者的期待时，治疗师需要让扮演父母的角色“向后退”，每退一步说一次年龄增加的数字，即从父母现在的年龄开始，以岁数为代表向后数，可以一岁一岁向后数，也可以两岁两岁向后数，每数一岁，每退后一步，观察对来访者的内在冲击，觉察来访者内在的历程变化。当来访者能够放下对父母的期待并能够接纳父母当下这个人时，再让父母一步一步走回来，让来访者觉察前后的内在历程变化，最后核查来访者的决定和选择。

（2）如果来访者感到父母或者他人对他的期待很多而自己又不能满足时，治疗师需要带领来访者将这些期待一个一个写下来，平铺在地上，放在来访者的四周。然后让来访者逐一大声念出来。治疗师需要与来访者核查，这些期待是否有属于爱和关怀的部分而来访者误以为是期待的，让来访者重新核查。如果有属于爱和关怀的，就让来访者拾起来放在胸前，告诉自己“原来这是爱和关怀，我要好好收起来滋养生命”。然后再核查其他期待，哪些是当下可以满足的，哪些是当下或者以后可以慢慢满足的，然后，让来访者做出选择；对于永远都不能满足的，推动来访者把这些期待还给那个人；也可以把这些期待装入一个盒子里，放下，而不让这个期待继续影响自己。当处理完以后，核查来访者的能量状态和内在感受。

二、系统性

系统性是萨提亚模式在治疗中所强调的重要元素之一。

萨提亚教导我们，在治疗中要从系统性的角度来评估来访者。

萨提亚认为，来访者的问题无外乎来源于两大系统：一个是自己的内在冰山系统，一个是外在的家庭系统。

内在的冰山系统对于来访者来说构成了一个独立的整体。所以，治疗师既需要从来访者的外在进入内在进行评估，还要从来访者内在冰山的各个层面进行评估，寻找内外在的逻辑关系和前因后果。

外在的家庭系统对于来访者来说，就是原生家庭系统。所以，治疗师既要看原始三角关系对来访者的影响，还要看不同的家庭结构对来访者的影响；不但要看父母功能对来访者的影响，还要看兄弟姐妹关系对来访者的影响；同时也不能忽略父母关系对来访者成长的影响。

当从两个系统同时对来访者进行评估的时候，来访者的问题就能浮出水面，治疗的步骤和计划就会变得清晰流畅。

那么，治疗师应该遵循怎样的逻辑框架来实现“系统性”的评估呢？

（一）内在冰山系统

下图是加拿大约翰·贝曼博士提供的萨提亚内在冰山图。

萨提亚所说的“冰山”，是个隐喻，是把一个人的内在世界比喻成冰山。人们看到的是一个人呈现在外在的1/7或者1/10的部分，而内在的世界就像冰山一样深藏在了海底。

在萨提亚模式心理治疗中，冰山理论的应用可以准确地透过来访者的外在探索其内在。可以透过外在的语言、行为、情绪、故事等探索来访者的沟通模式，以及内在感受、想法和

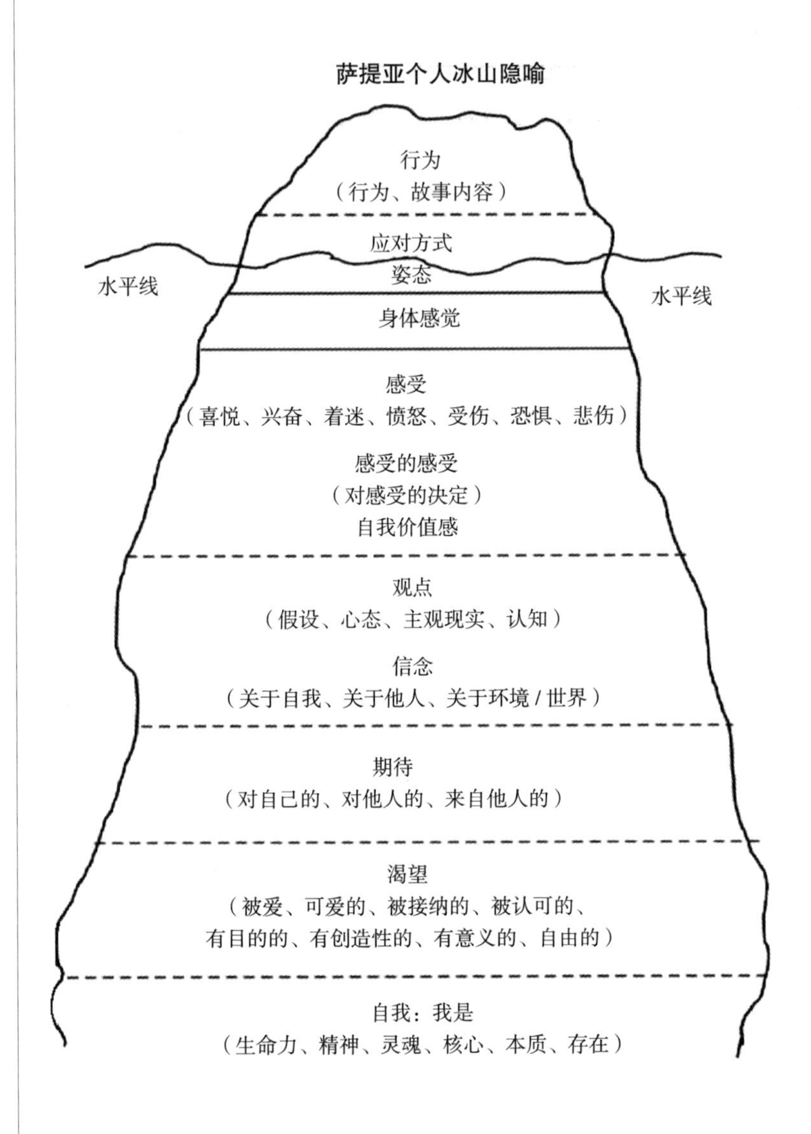

观点、态度及立场，还可以准确地看到来访者的期待及其深层次渴望，进而评估来访者的生命力状态。因此，“冰山理论”可以说是萨提亚模式的疗愈地图，是对任何来访者普遍适用的心理治疗工具。

1. 冰山的外在

从上图中，我们看到，一个人的外在主要就是指向“行为”和“故事”。一个人的行为可以涵盖以下信息，既包括语言、情绪，又包括肢体语言和表情。

所谓“语言”，也就是我们每个人所说出来的话。我的一个精神分析老师曾经说过一句很精辟的话，他说，“语言是用来防御的”。意思是，当我们进入社会化发展过程中，每个人所说出来的话，很多时候存在“话中有话”，这就叫作“有话不能直接说”或者“绕来绕去”。因为语言所传递的信息具有目的性和方向性，有时候存在虚假性，容易把人带入误区或者陷阱。而这部分“语言”就与“内在冰山”的各个层次产生逻辑关系了。因此，才需要学习从一个人的“语言”来进入他的内心或者叫“内在冰山”进行评估，或者从“内在冰山”来核查语言是否带着“防御”。

所谓“非言语”，是指一个人用表情和肢体语言所传递出来的信息。大家都知道，舞蹈演员是靠肢体动作来传递信息的；哑剧演员是靠表情来完成表演的。因此，表情和肢体语言和语言一样，可以传递出非常丰富的信息，甚至有时会比语言传递更准确的信息。“非言语”所传递出来的信息是相对精准的，而这些信息有时是来访者潜意识的一种表达，是意识不能控制或者没有知觉的真实信息。比如“眉目传情”“怒目而视”“虎视眈眈”“爱搭不理”，都是在传达一个人的“非言语”信息。因此，所有的“非言语”信息都与一个人的“内在冰山”相对应。

情绪也是一个人常常表现在语言系统和非言语系统的外在表征。情绪是一个人的当下状态，情绪与人相伴而生。情绪是一个人内在感受的外在彰显。每一个情绪都在讲一个故事，都在告诉你内在发生了什么。有时一个情绪包裹着另一个情绪，就使“故事”错综复杂、扑朔迷离，所以需要更多的识别和厘清。情绪呈现一个人的生命力状态，是生命能量的晴雨表。有人说，情绪既能鼓舞人，也能杀死人。这说明一个人的情绪状态，包括积极正面的情绪和消极负面的情绪。因为，任何一种情绪，无一不与一个人的“内在冰山”相连，无一不反映一个人的当下状态。

当见一个来访者时，治疗师就需要首先从来访者的外在进行观察并进入内在冰山的评估。治疗师需要养成观察人、评估人的职业习惯。

（1）治疗师需要根据来访者的语言和“非言语”所传递的信息进行评估。留意来访者的眼神、表情、呼吸、语气、语调、语速、身体姿势，留意来访者当下的内在状态，进而进入内在冰山的对照评估，以及逻辑关系中前因后果的核查。

（2）治疗师要善于做倾听者，认真听取来访者所传递的每一句话，特别要识别来访者每一句话背后的真实意思。

（3）治疗师需要做“法官”，认真判断来访者语言所传递的信息是真是假。有的专家说“来访者说什么治疗什么，一般情况下是错的”，这句话不无道理。

（4）治疗师需要做观察者，认真观察来访者所传递的“非言语”信息，并及时与来访者核对。

（5）治疗师需要把来访者呈现的“非言语”信息，在恰当的时候像镜子一样反馈给来访者，增强来访者的觉察。

（6）治疗师发现来访者所传递的“非言语”信息与言语信息不一致时，治疗师需要及时与来访者澄清与确认。

（7）治疗师需要善于识别来访者的情绪。当发现来访者有很多负面情绪时要好奇情绪背后的“故事”，并从这些“故事”中探索情绪背后所传递的信息，然后与来访者核查和聚焦。

2. 应对姿态

从上述冰山图中，我们看到“应对方式”和“姿态”有时在水平线外，有时在水平线内。这就说明，一个人的“应对”有时是显性的、直接的、看得见的、听得清的、容易识别的，有时是隐性的、间接的、压抑的、不容易直接发现而常常表现为“暗流涌动”。

应对姿态是萨提亚在家庭沟通中发现并总结出来的。萨提亚告诉我们，沟通即是人们之间传递信息的方式。包括人们通过长相、声音、散发的信息、握手、触摸的感觉接收和发出信息的方式和信息的利用方式。同时还包括人们如何赋予这些信息一定的意义。萨提亚说，沟通存在许多陷阱。许多人都假定其他人能够彻底了解自己；不论一个人说了什么，每个人都应该理解他；我用自己的眼光来看你，然后给你贴了个标签。

萨提亚在多年的家庭治疗中总结出了人在压力下所呈现的四种应对姿态，即讨好、指责、超理智、打岔。

（1）“讨好”所传递的信息如下：隐藏了自己的需求；使对方不至于发怒；语言上指向“同意”“是”，无论你想要什么都没问题；使用讨好、逢迎的语气说话，努力取悦对方，表示

“抱歉”和“从不反对”；肢体语言指向“安抚”，表现出受害者的姿态；内心指向“我”没有任何价值；总是需要得到别人的认可；认为自己一分不值；总觉得欠别人一份人情；要为自己所有做错的事情负责；赞成别人对你的批判；竭尽所能做个乐于奉承、牺牲尊严、低三下四的人；乞丐的模样、乞讨的姿势；压抑了极大的愤怒；如果在这个姿势里保持5分钟以上，这个人就会感觉恶心、想要呕吐。

（2）“指责”所传递的信息如下：把自己的需要隐藏到他人身上；肢体上让他人认为“你是坚强的”“你是这里的老大”；语言上命令、强势、强迫、高声、残暴。常用“你总是……”“你为什么从不……”这样的语气说话；行为上控制、强迫、要求、严厉、冷酷；呼吸急促、血压升高、肌肉紧绷、眼睛凸起、肩膀肌肉隆起、鼻孔外翻；内心孤独、失败、挫败；自我价值建立在别人的服从上。

（3）“超理智”所传递的信息如下：隐藏了自己情感的需求和对他人的需求；语言上将一切事件理性化；像电脑、像字典；单调、抽象；喜欢长句；使个体能在应对威胁时假装那威胁是无害的；理想的表达方式；不许犯错；将自己的自尊心藏在抽象化语言和充满智慧的辞藻下；肢体上常常后背像钢板，胸前像僵尸；情绪上冰冷，显得冷静、镇定；讲正确的话，不表露任何情感，对事物没反应；内心脆弱、孤独；自我价值建立在读书、学习、超越别人的努力之上，以此获得别人的尊重。

（4）“打岔”所传递的信息如下：语言不能聚焦，跑题、岔开，似乎“与我都不相关”；肢体语言表现出眼神四处张望、手脚不停抖动、移动身体、耸肩、坐不住；内心害怕、恐惧、不确定；没有人关心我和喜欢我、接纳我；行为上忽略威胁、尽快回避、逃避；自我价值建立在别人对我的接纳上和关怀上、重视上。

那么，治疗师如何帮助来访者觉察应对姿态所对应的“内在冰山”呢？

（1）治疗师需要与来访者明晰，上述四种“应对姿态”是一个人在沟通中发生矛盾、冲突，在生活中遇到压力、困难、挑战时发生的。而且是快速地自动化发生，或者是骨子里早已习惯化的外在表现。这种速度之快，完全可以形容为“迅雷不及掩耳之势”。这就意味着，这四种应对姿态，很多时候不是有备而来、刻意为之，却让对方感觉是故意的。

（2）治疗师需要带领来访者现场体验四种不同应对姿态所带来的内在感受，并引导来访者深入觉察身体和心理的变化。

（3）治疗师需要带领来访者，看到不同应对姿态的背后所隐藏的信息是否与内在压抑的期待和渴望有关。

（4）治疗师在与“讨好”类型的来访者工作时，需要先与来访者探索核查讨好背后的资源，让来访者看到自己有关注他人、善良友好、乐于助人、勤劳奉献、愿意牺牲的品质，以此提升他的自我价值；再让他觉察到讨好的背后是期待和渴望别人尊重他、接纳他、认可他。与此同时，也需要让来访者常常选择压抑自己，让自己委屈的模式，并看到压抑背后的愤怒情绪，以及这些愤怒情绪对自己的影响，这样就推动了来访者对讨好的立体学习和成长。

（5）治疗师在与“指责”类型的来访者工作时，先要看到这类来访者的内在力量，以及“不服输”“不怕困难”“总想做得更好”的内在动力。然后带领来访者体验“指责”的身体感觉和心理感觉。同时要让来访者看到与指责相伴的愤怒情绪，以及愤怒情绪对自己和对关系的影响；再带领来访者看到愤怒背后所指向的是期待别人做得和自己一样好，或者期待别人符合自己的标准和要求；再让来访者看到指责的背后也存在对被别人尊重和服从的渴望。这样，来访者就会在应对指责的过程中改变了。

（6）治疗师在与“超理智”类型的来访者工作时，先要看到这类来访者的聪明好学、勤于思考、理性思辨、注重逻辑的能力。然后带领来访者现场体验这种姿态，并觉察这种姿态背后所压抑和隐藏的脆弱和孤独感。再带领来访者觉察“超理智”背后对他人的期待和渴望是想获得尊重和欣赏，是想让对方和自己一样独立自主、自我负责。这样，来访者的自我价值就会迅速提升。

（7）治疗师在与“打岔”类型的来访者工作时，首先要在联结上下功夫。要让来访者感受到治疗师是接纳他，以及不带任何评判的，这样才能建立起安全和可信任的联结。在联结充分建立后，治疗师需要先看到来访者的聪明和幽默、灵活和有趣、成长和创造的资源，以此提升来访者的自我价值。同时与来访者核查遇到压力和冲突时的内心体验，允许来访者表达害怕和恐惧，带领来访者看到“打岔”背后所压抑的是被人接纳和认同的期待和渴望。

（8）治疗师在为来访者做咨询时，可能遇到有的来访者存在不止一种应对姿态，有时甚至四种应对姿态交替使用。这些都属于一个人在求生存的压力下的自动化防御机制，也是一种自我保护的方式方法。因此，治疗师需要逐一识别、核查、探索并推动改变。

3. 身体感觉

在早期的萨提亚冰山图中，没有看到“身体感觉”这层冰山。这是约翰·贝曼博士于2022年更新进来的。这个更新是必要的。

现实生活中，我们会看到一些人习惯性地压抑自己。有的人直到生病动弹不得时才知道去医院。这些人习惯性地忽略自己身体的感觉。他们为了活下来，为了省几个钱，为了养家糊口，会拼命地在田地里劳作、在建筑工地背水泥砂石、在工厂车间里加班加点，甚至夜以继日；他们从不肯歇一歇，更谈不上给自己放个假，休息一下、放松一会儿。于是，很多人就忍受了身体的不适和疼痛，麻木了身体的感受，把身体的感受深深压抑下来。

身体是每一个人的重要组成部分。心理治疗是对一个人的身心灵的整体疗愈。推动每个人感知和联结自己的身体感受，是治疗师推动来访者觉察的重要一环。

在国内外各类工作坊的宣传中，我们常常看到有专门的“身体疗愈”工作坊、“呼吸疗愈”工作坊等，这些都属于身体治疗的范畴，不同的治疗师分别赋予了不同的身体治疗名称，比如“倾听身体的低语”“身体能量分析”等。

我们也会看到越来越多的针灸、按摩、推拿、中医保健的服务机构出现在大街小巷。这就说明，人们对身体的重视，以及身体渴望被关注的意识越来越引发个体或者群体的关注。

从应对姿态这一层冰山来看，每一种应对姿态都会产生各个部位的身体反应。比如指责时会呼吸急促、血压升高、肌肉紧绷、眼睛凸起、肩膀肌肉隆起、鼻孔外翻；讨好时会胃痛、恶心、呕吐；超理智时会肩背僵硬疼痛；打岔时会出汗、紧张，甚至遗尿。因此，身体的每一部分的不适都会对应到冰山的内外在反应。

治疗师在帮助来访者时，需要从冰山的外在一层一层核查来访者身体的感觉，让来访者带着觉察与身体建立联结并与身体对话，感受每个部分的身体不适是从什么时间开始的，不适持续了多久，指向的是什么，是否与未被满足的期待和渴望相关。当来访者能够与每一个部位建立联结时，再进入冰山下一层的探索。这个过程需要治疗师强大的耐心和爱，陪伴来访者慢慢核查和体验，来访者就会带入很多的内在感受，进而释放多年被压抑的身体感觉而获得疗愈。

4. 感受和感受的感受

感受是每个人内在的重要组成部分。我们观察一个婴儿，无论饿了、热了、冷了、痛了、拉了、尿了，婴儿会主动用哭声表达内在的感受，直到获得满足或者消除不适时，婴儿才停止哭声或者由哭转笑。但当婴儿一天一天长大，他发觉有时哭是没有用的，不但不能获得满足，也许还会招来“置之不理”“被骂被打”的后果，婴儿的哭就转化成了感受。因此，我们或许都有过这样的成长经验，就是当你哭的时候，父母就会让你“憋回去”，或者常常听到父母对你大声地说“哭有什么用”，这时，更大更多的压抑了的感受就覆盖了哭。再大一点儿，如果是男孩，父母便说“男儿有泪不轻弹”；如果是女孩，父母便说“眼泪只能代表懦弱”。因此，人类最能表达感受的通道“眼泪”就慢慢开始关闭了，压抑和防御就这样产生了，心门也跟着关闭了。这就让“感受”和“感受的感受”成了冰山的一部分，很少浮现，隐藏很深。

感受既是一个人长期压抑的结果，也与成长背景的文化因素相关联。感受因人而异，各不相同。感受是高度个人化的产物。每个人对待同一件事情，都会有不同的感受。即使在一个家庭中，每个孩子对待父母的感受都是不同的。富足年代长大的人不知饥饿年代的苦；和平年代出生的人不会理解战争年代的痛。因此，治疗师不能对感受一概而论，需要与每一个来访者核对每一个感受从哪里来，从什么时候来，从谁而来，从什么情境来，才能真正理解这份感受在来访者心中的分量。感受有时是和情绪伴生在一起的。每个感受后面都有一段成长故事。

感受是很复杂的情感。往往一个感受中同时会包裹几个感受在里面。这就是感受的感受。积极的感受会滋养生命力，消极的感受会消耗生命力。

那么，治疗师如何帮助来访者联结自己的“感受”和“感受的感受”呢？

（1）治疗师需要用联结打开来访者的感受。当治疗联盟建立得越紧密，来访者就越敞开。

（2）治疗师需要用耐心的陪伴和倾听打开来访者的感受。当治疗师带着耐心搜集来访者的信息，带着陪伴倾听来访者的生命故事时，来访者的感受通道便会一个一个打开。

（3）治疗师需要帮助来访者澄清不同的感受。有的来访者不能准确区分具体的感受，比如把委屈说成悲伤，把愤怒说成害怕，把难过说成无奈，等等。治疗师就需要帮助来访者准确澄清每一个具体的感受及对应的情境，这样更能推动来访者的“感受”涌出。

（4）治疗师需要通过高度共情引发来访者的深层感受。当来访者不能表达或者不知如何表达感受时，治疗师可以根据来访者给出的信息，尝试替代来访者说出当时的感受，并与来访者核对。当来访者感受到这份共情时，更深层的感受就会迅速浮出水面，像开了闸的洪水一泻千里、肆意流淌。

（5）治疗师需要通过初级感受引发来访者感受的感受。有时，来访者表达的一个感受，只是表浅层面的感受，好像欲言又止，又似吞吞吐吐，这时治疗师就需要来访者把感受的感受表达出来。比如治疗师可以问来访者：“当你愤怒的时候，你对你的这种愤怒是什么感受？”来访者可能随口说是“悲伤”，那么这个“悲伤”就是“愤怒”这个感受的感受。感受的感受也包括对感受的决定，比如治疗师可以问来访者：“你悲伤了这么久，你的决定是什么？”来访者可能会迅速说“我需要让自己快乐起来”。这时的感受就发生了变化。感受和感受的感受一旦被看见或者被允许浮现出来，来访者的生命能量就开始改变。浮现得越多，改变得越快；宣泄得越彻底，疗愈的效果越好。

（6）治疗师需要在认知上引领来访者如何看待感受。当来访者所有的感受浮出水面后，治疗师需要告知来访者，感受是没有对和错的，每一个感受都有它的来龙去脉。当知道感受的前因后果时，就有了掌管感受的能力。

（7）治疗师需要引领来访者透过感受看内在期待和渴望。治疗师可以与来访者探索每一个感受所压抑的内在期待和渴望。感受常常包裹着想法和期待及渴望。当越多的感受被允许浮现出来时，里边所包裹的期待和渴望也就水落石出了。治疗师需要一个感受一个感受地去帮助来访者处理感受所包裹的期待和渴望。每个感受都需要倾注耐心、尊重、陪伴和允许。

5. 观点和信念

人是有思想的高级动物，人的想法扑朔迷离。

有些人在小的时候，想到什么就说什么，想怎么说就怎么说。长大了，就变成了想到什么不一定说什么，想这样说偏偏要那样说。这就是一个人社会化发展受阻的结果。人为了保护自己，有时就会说假话，或者以假乱真，或者顾左右而言他。

每个父母在孩子小的时候，无时无刻不希望孩子早早学会喊妈妈叫爸爸，当父母听到孩子能够不停地说很多话时，特别开心。但随着孩子一天天长大，我们却发现有的父母没那么想听孩子说话了，甚至让孩子不要像话痨一样滔滔不绝，而要学会时刻闭上嘴。孩子听到的，要么让孩子少说没用的，要么教导孩子学会守口如瓶。久而久之，在一个家庭里，每个人自然学会了压抑自己的想法，从而使想法进入了“内在冰山”的第二层。

在冰山图上，我们看到想法层面包含两个部分：一部分是观点，包括假设、心态、主观现实、认知；一部分是信念，包括关于自我、关于他人、关于环境和世界的信念。

我认为，“观点”属于个体层面的认知，而“信念”属于共性层面的认知。

“观点”是一个人在原生家庭的养育和成长过程中习得的个性化的认知。它既包括一个人如何看待父母角色，如何看待父母功能，如何看待父母关系，如何看待家庭动力，如何看待兄弟姐妹关系，如何看待家庭结构，还包括如何看待自己。因此，每一个家庭成员对父母和家庭所形成的“观点”都是个性化的，不能趋同。比如有的孩子认为父母不爱自己，而其他孩子认为父母最爱的就是他；有的孩子认为父母关系不好，而有的孩子认为父母关系很好。这就是苏轼笔下“横看成岭侧成峰，远近高低各不同”的效果。因此，在这样的个性化“观点”形成过程中，就包含了每个人的假设、心态、主观现实和认知。我们常听到的“猜猜猜”和“我以为”就属于“假设”和“主观现实”这个范畴。

“信念”和“观点”有所不同。“信念”是一个人在社会化成长过程中，通过家庭教育和学校教育，以及社会化教育而习得的对人事物的立场、观点和态度的总和。包括一个人内化的对家庭、学校、社会、文化、民族、国家有关制度、规则的认知，以及对习惯、风俗、道德和伦理的认同观点。这些信念与一个人的价值取向相关。我们常说的世界观、人生观和价值观多半包含在内。但从另一个角度看，有时这些“信念”也含有“从众”的心理。“从众”分积极的“从众”和消极的“从众”。如果是积极的“从众”，就会构成主流的价值取向；如果是消极的“从众”，就会导致“随波逐流”“人云亦云”。

如果说观点是“我以为……”，那么，信念就是“我们认为……”，这样就区分开了两者的不同，一个是个体的表达，一个是群体共性的表达。

那么，治疗师如何帮助来访者识别“观点”和“信念”呢？

（1）治疗师首先要以开放、接纳而非评判的态度与来访者在“观点”和“信念”层面工作

任何一个来访者的任何观点都不是空穴来风，一定有它产生的原因。治疗师在建立联结后需要带着开放和接纳的态度，倾听来访者所传递的信息，并从所传递的信息当中梳理出来访者的“观点”，以及对某些人、某些事所持的“信念”是什么，最好是能够逐一记录下来，以待在后续的治疗中与来访者核对。这个过程，治疗师既不能打断来访者，也不能对来访者的任何一个观点或者信念进行评判，全然地让来访者开放他所有的观点和信念，这样就可以看到来访者“立体冰山”的全貌，便于对来访者进行整体评估。

（2）治疗师需要带领来访者一起找到这些“观点”和“信念”的出处

当治疗师把来访者的“观点”和“信念”逐一梳理出来后，就可以带领来访者一起探索这些“观点”和“信念”从什么时候来，从什么人来，从什么情境来，把每个“观点”“信念”和具体的时间、具体的人对应起来；与具体的事、具体的场景对应起来，从而增加来访者的自我觉察。来访者便可从中看到这些“观点”和“信念”要么来源于原生家庭，要么来源于原生家庭中的三角关系，要么来源于父母的养育，要么来源于自己在原生家庭未被满足的期待和渴望，要么来源于某个学年段某个老师的“观点”，等等。

（3）治疗师需要帮助来访者厘清这些“观点”和“信念”是否存在非理性

之所以把“观点”和“信念”放在了“内在冰山”的第二层，说明很多人常用非理性的观点压抑理性的观点，或者用不健康的观点防御正常理性健康的观点，导致一个人内外在不能和谐一致。因此，治疗师需要带领来访者核查在他的“观点”和“信念”里有多少“不合理”的、“非理性”的因素。

比如来访者有多少关于“家庭规条”的束缚，有多少“僵化和教条”的想法控制，有多少“必须的”“应当的”“一定的”的自我假设捆绑，有多少本不属于自己而是父母或者他人强加给自己的“强迫性立场”的服从，有多少“灾难性”的压迫观点，有多少“非黑即白”的主观认知，有多少“偏执想法”的固守，有多少“只能有其一，不能有其二”的狭隘坚持，有多少“完美主义”的不肯松动。当来访者能够做出这些厘清后即会清理和隔离非理性“观点”和“信念”。

（4）治疗师需要带领来访者重新认知并转化这些非理性“观点”和“信念”

当来访者在治疗师的带领下梳理出上述这些非理性“观点”和“信念”后，治疗师需要带领来访者进行逐一转化。而转化的重点就是让来访者看到这些非理性“观点”和“信念”背后所压抑的“未被满足的期待和渴望”。来访者一旦看到这些，就会重新认知这些非理性“观点”和“信念”，就会从这些非理性“观点”和“信念”中看到温暖，看到理解，看到认可，看到信任，看到爱。当再看这些“观点”和“信念”的时候，就不再是冰冷的、生硬的、非人性的、负面的、消极的、排斥的了。

6. 期待

我们看到，从冰山图上，期待属于水平线下第五层，是一个人常常压抑很深的心理层次，不容易轻易地浮出水面。因此，在心理治疗中，治疗师需要深度解读每个人的期待。

期待，也叫期望或者需要，是一个人非常个性化的心理需求。每一个人的期待都是不同的。

期待是在关系中发生的。它涵盖了一个人从出生到终老全过程的内心需要。期待指向的对象，往往包括一个人从出生到终老的生理所需和心理所需。这种需要更多地指向特定的人所给出的特定的物和特定的行为。比如婴儿时，期待妈妈母乳喂养；幼儿时，期待爸爸妈妈给买玩具；过生日时，期待爸爸妈妈买蛋糕吹蜡烛；过年过节时，期待爸爸妈妈给买新衣服；上学时，期待爸爸妈妈亲自去接送；生病时，期待爸爸妈妈陪去医院；受欺负时，期待爸爸妈妈站出来保护自己；等等。因此，期待是对关系的需要，是对具体人的需要，是对特定行为的需要。期待也是在关系中发生的，具有互动性、从属性和彼此满足性。期待和彼此期待的即时满足，会滋养一个人的生命力，推动关系的成长和自我成长。健康的成长就是从期待的不断被满足、彼此满足，到自我满足的过程。

从冰山图中，我们看到，期待包括对自己的期待、对他人的期待和来自他人的期待，有时也包括对特定人的期待。

在家庭中，每一个孩子对父母都是充满期待的。期待父母给他做好吃的、买好玩的、穿好看的，期待回到家里就能够看到父母，期待看到父母脸上的笑容，期待父母关系亲密，期待父母身体健康。长大时，孩子就会收到来自父母的期待。父母期待孩子努力上进，期待孩子学习成绩好，期待孩子考上好大学，期待孩子听话、懂事、乖巧，期待孩子身体健康、身强力壮，期待孩子多帮父母干活、分担家务。成人后，每个人似乎就把父母对自己的期待慢慢内化成了对自己的期待。每个人期待自己形象好、气质好、素质好，期待自己有知识、有学历、有能力，期待自己有份好工作、有个好收入、有个好妻子（丈夫）、有个好家庭、有个好孩子。有时在特定时期，一些人对特定的人也会充满期待。比如对曾经养育自己的爷爷奶奶、外公外婆、姨妈姑妈等，甚至对学校里的老师、军营里的军官、职场中的老板，都充满期待。

期待与一个人的自我价值相关。高自我价值的人既能清晰表达自己对他人的期待，又能够力所能及地满足他人的期待。高自我价值的人常常表现出对他人的期待也很少，即使对他人有期待，很多时候也可以转化成自我满足。而低自我价值的人，既不能或者不敢表达自己对他人的期待，又时刻期待着别人主动满足自己的期待；有时在满足他人的期待时，还会带着委屈或者抱怨，对满足自己的期待，有时就显得困难。

那么，治疗师如何帮助来访者表达和管理期待呢？

（1）治疗师需要带领来访者核查自己对哪些人有期待，以及哪些人对自己有期待

治疗师需要学习识别来访者有多少种期待，以及期待的来源。这些人也许包括父母或者相当于父母的重要他人，比如

夫妻、兄弟姐妹、爷爷奶奶、外公外婆等。

（2）治疗师需要帮助来访者双向核查自己对哪些人有哪些具体的期待，以及哪些人对自己抱有哪些具体期待

当来访者明晰了这些具体期待时，就需要来访者逐一罗列并写下来，反复核对，尽量做到没有遗漏。来访者还需要反馈核查这一过程的体验和觉察。

（3）治疗师需要带领来访者核查这些期待最早发生的时间

治疗师需要来访者核查自己所列举的这些期待最早发生的时间，无论是自己对他人的，还是他人对自己的，逐一对照，就会从中找到这些未被满足的期待来源，以及影响自己的时间长短和程度深浅，进而提升管理期待的能力。

（4）治疗师需要带领来访者尝试表达这些期待

"期待"之所以被一个人压抑得很深，就是因为存在表达困难。因此，治疗师首先可以用"空椅子"或者用角色扮演那个被期待的人，让来访者对"这个人"就一个一个的期待进行表达，感受来访者当下"内在冰山"的冲击和变化。然后请来访者分享表达后的体验。然后，再由角色扮演者扮演来访者期待的那些人，把对来访者的期待逐一表达出来，观察对来访者当下的"内在冰山"的扰动，并请来访者分享当下体验。如果来访者有很多对自己的期待，治疗师也需要帮助来访者通过"空椅子"对着自己说出来，然后让来访者分享内在感受和体验。

（5）治疗师需要与来访者核查期待的处理方式

对期待的处理方式可分为以下五种：一种是表达和满足；一种是放下；一种是自我满足；一种是继续保留；一种是

替代。

关于“满足”的期待处理方式，治疗师需要带领来访者意识到他所期待的那个人是否知道来访者有这样的期待，以及来访者是否能够对这个人表达期待，还要看来访者是不是习惯性去猜测这个人的期待。然后，治疗师就可以带领来访者对他人的期待逐一进行核对：看看哪些是可以马上表达和可实现、可满足的，哪些是可以迅速放下的，哪些是可以自我满足的。再逐一核对哪些属于可以继续保留或者选择替代满足的。

关于“放下”的期待处理方式，治疗师需要带领来访者看到他所期待的那个人是否有能力满足他的期待，如果那个人永远都没有能力满足来访者的期待，就可以推动来访者选择放下。如果来访者愿意放下，这个期待就得到了处理，当然会面临很多失落和难过；如果来访者不愿意放下，也需要告知来访者会承受痛苦的选择。

关于“替代”的期待处理方式，治疗师需要带领来访者看到这个期待是否可以替代满足，如果有替代满足的可能性，推动来访者决定是否允许替代，如果允许，这个期待就获得了满足；否则，告知来访者如果不允许替代，也会伴生痛苦和焦虑。

关于“保留”的期待处理方式，如果来访者对未被满足的期待，明知是不能被满足的，既不愿意放下，也不愿意替代，那说明这个期待对于来访者很重要，治疗师需要带领来访者去渴望层面寻找。如果能够在渴望层面寻找到的话，治疗师需要带领来访者回到原生家庭与父母的三角关系进行探索和核查；否则，来访者会继续承受痛苦。

如果来访者选择继续保留或者替代或者认为暂时不能自我

满足的，治疗师就需要推动来访者觉察自己的心理年龄是否过小，是否通过保留或者替代来实现重复控制和服从模式。

对于来自他人对来访者的期待，来访者可以逐一明确表达给他人，哪些是可以满足的，哪些是不能满足的，哪些是不愿意满足的。表达后核查来访者的当下体验。需要提示治疗师的是，有时来访者不肯放下的期待实际上已经属于“渴望”的范畴了，这就需要去“渴望层”探索解决。

7. 渴望

“渴望”是一个人最难让人知道的“冰山一角”，是一个人压抑很深的内在脆弱。它不但是人类共同的内在需求，也是人类成长性和动力性的需求。

从冰山图上，我们可以看到，人类的渴望包括两个层次：一个是被爱的、可爱的、被接纳的、被认可的，一个是有目的的、有创造性的、有意义的、自由的。

前者可称为“成长性需求”，后者可称为“动力性需求”。

马来西亚林文采博士把人类的这些渴望称为“心理营养”。因为这是一个人0～6岁成长时的心理需要。

一个人的“渴望”与重要他人有关。重要他人就是一个人在童年期不可或缺甚至不可替代的养育人。依恋理论称为“母亲人物”。每个孩子天然渴望父母成为他的重要他人。但基于各种原因，当父母不能成为孩子的养育人，孩子就会把除了父母之外的其他像父母一样的养育人当成他的重要他人来获得“心理营养”。而这些重要他人就可能会是奶奶、外婆、姐姐、姑姑甚至保姆，有时也包括爸爸、爷爷等心理学意义上像妈妈一样的人。

一个人的渴望取决于童年期重要他人的给予和是否获得满足相关。这几乎成为各个心理治疗流派公认的观点。当一个人在小的时候从父母或者重要他人那里获得充分的被爱、被接纳、被认可，那么这个人就会发展成为一个有目的、有创造性、有意义和自由的人；如果一个人童年期没有获得这些"心理营养"，就会形成一直压抑的未被满足的内在渴望。这个人终其一生就会用各种方式寻求满足。健康地获得，就进入了成长模式；不健康地满足，有时就进入了病态模式。所以，渴望是一个人成长的原动力。

那么，治疗师如何帮助来访者触及未被满足的"渴望"呢？

（1）治疗师需要先从来访者这里获取其童年期成长的相关信息

这些信息如下：来访者在怎样的家庭结构长大？重要他人是谁？与重要他人的关系怎样？父母角色和功能怎样？是否存在多子女的竞争养育？是否存在收送养和留守养育情况？这样，治疗师就会从上述初始访谈的信息中对来访者内在渴望是否缺乏进行评估。

（2）治疗师需要帮助来访者核查第一层次"渴望"的含义及满足情况

关于"被爱"和"亲爱"的渴望，主要是指来访者在从婴幼儿期到成人期的发展过程中，是否从妈妈或者像妈妈一样的重要他人那里获得"亲"和"爱"的体验。所谓"亲"，就是来访者与妈妈的肌肤接触是否足够，比如妈妈是否常抱孩子、常搂孩子、常抚摸孩子，以及母乳喂养是否足够；所谓“爱”就是妈妈是否常常关注孩子的心理冷暖，是否经常陪伴孩子渡过难关，是否重视孩子每天的变化，是否在乎孩子的情绪波动，等等。如果妈妈做到了这些，孩子就会感受到妈妈的爱。美国心理学家弗洛姆说，母爱是无条件的。如果妈妈做到了上述“亲”和“爱”，孩子就获得了“我是被爱的”“我是可爱的”渴望。如果一个孩子小时候不曾在妈妈身边长大，或者也没有获得其他养育人给予的“亲”和“爱”，这个人进入成人期后，就会在很多时候表现出与人疏离或者隔离，表现出“回避型”依恋的人际关系。

关于“被接纳”的渴望，主要是针对来访者先天遗传及后天留下遗憾的部分。比如长相、性别、身高、性格等是否符合父母的期待，以及孩子后天是否聪明、是否勤奋、是否犯错、是否成功、父母能否允许的范畴。孩子可以从父母的眼神、表情、语气和日常互动中，迅速收到父母对自己是否接纳的信息。如果父母每当看到孩子或者与孩子在一起的时候，都很开心喜悦，即使在孩子偶尔犯错时，父母都会表达“没关系”“下次注意就好了”这样的话语，孩子就收到“被接纳”的渴望了。如果一个孩子从小到大没有收到父母的接纳，这个人就会一直活在“我不好”“我不够好”或者“我不如别人好”的低自我价值的状态里。

关于“被认可”的渴望，很多时候指向来访者渴望被爸爸或者像爸爸一样的权威人物认可和欣赏。如果孩子小时候，常有爸爸的陪伴，常听到爸爸的夸奖，或者常看到爸爸竖起大拇指给自己点赞，孩子“被认可”的渴望就会获得满足，内心就会充满力量、升起自信，即使面对压力和挑战时也会勇往直前。

因此，弗洛姆说，父爱很多时候是有条件的。也就是孩子努力、上进、做得好，可以子承父业，才能赢得父亲的爱。如果一个孩子小时候很少见到爸爸，或者爸爸很早去世，又没有像爸爸一样的人给予欣赏认可，当其进入成人期后，就会表现出动力不足、胆小懦弱、躲避成功的情形。

（3）治疗师需要核查来访者未被满足的渴望所指向的对象进行识别与核对

治疗师明确聚焦来访者未被满足的渴望后，需要运用雕塑带领来访者探索原始三角关系或者家庭关系。在三角关系里，让来访者明晰未被满足的渴望是来源于妈妈还是来源于爸爸，或者是一直缺失的，进而增加来访者的内在觉察和体验。

（4）治疗师带领来访者学习表达未被满足的渴望

当来访者核对清楚未被满足的渴望从哪里来，来自谁之后，治疗师需要用体验性的方式推动来访者用“空椅子”或者角色扮演进行表达。很多来访者在第一次尝试表达时会遇到“说不出来”“迟迟说不出来”“放弃表达”的情况，治疗师就需要带着耐心陪伴，鼓励来访者一点儿一点儿尝试，一次做不到就第二次，第二次做不到再进行第三次，直到来访者反复尝试后可以清晰表达时，再由来访者反馈表达过程中的体验。萨提亚国际导师沈明莹说，一个深度的心理治疗就是要“喂饱饥渴，触及渴望”。

（5）治疗师需要引领来访者学习自我满足未被满足的期待和渴望

当来访者通过核查确认，妈妈爸爸已经不在或者已经没有能力满足自己未被满足的期待和渴望，又不能通过其他人替代满足时，即可学习自我满足。也就是自己学会爱自己、接纳自己和认可自己。这部分练习也是需要在治疗师的指导下，同样用“空椅子”或者角色扮演来完成。如果来访者暂时不能做到，治疗师仍然需要带着爱和信任，推动来访者实现改变，这一过程中允许和接纳来访者有失落、有痛苦、有悲伤。

8. 自我

从冰山图上，我们看到，自我是一个人内在世界的最底层。它包括生命力、精神、灵魂、核心、本质、存在这些层面。

人们常说，认识自己是最困难的。的确，从心理学的角度看，看清自己、认识自己、理解自己、联结自己、爱自己，是一个人一生的功课。

佛法把佛陀当作每个人追求的内心象征，一直推动人们修行“法尔如是”“真如本性”“明心见性”，目的就是要找到那个最真实的自己。

西方哲学把上帝当作象征物，毕生都在追问“存在”。这也是存在主义一直研究的终极目标。

精神分析中的人格理论，也在推动着人们一直在探索什么是“本我”，什么是“自我”，什么是“超我”。这种探索从过去持续到现在，从现在到未来，几乎没有停止过，也不会停止。

可见，“自我”有多么重要。这个命题已经远不是个体或者个性化的内外在表征了，已经是人类一直在探索、在追问、在研究、在拓展的心理学领域。

回到萨提亚模式里，萨提亚用最简单的语言告诉我们，“自我”发展的目标，就是要成为一个“完整”的人。

萨提亚说，一个人是否达到“完整”状态，要从“自我”“他人”和“情境”三个方面是否兼顾来做考量。如果一个人能够做到“内在和谐，与他人和谐，与情境和谐”，那么，这个人就实现了“完整”的自我发展目标。

萨提亚也用“一致性”这个专业术语来表达“自我”所需要的“内外一致”“表里如一”的状态。

萨提亚告诉我们，成为“一致性”的标准如下：

（1）能够了解和珍视自己的身体，强身健体；

（2）能够发现自己的美丽与价值；

（3）能够真诚、友善地对待自己和他人；

（4）愿意冒险；

（5）喜欢创新；

（6）愿意展示能力；

（7）能够在环境要求的情况下做出改变；

（8）能够找到方法来接纳新的和不同的东西；

（9）能够保留旧的有用的部分，丢弃没用的部分。

换言之，“一致性”的人就是身体健康、内心敏锐、富有同情心、有爱心有趣、真诚、有创造性、能干、负责、脚踏实地、公平竞争、既温柔又刚强。

我们常会看到有些人表现出“很自恋”，有些人“很自卑”；有的人很多时候“太把自己当回事”，有些人很多时候又“不把自己当回事”。这些通俗的描述，都是在表达一个人“自我”的失衡。

人之所以出现失衡，就是一个人在原生家庭的养育及社会化发展过程中所经历的“剥夺”“缺失”“丧失”及“创伤”所导致。比如一个人小时候常常被父母打骂，他就会认为自己不被爱；如果一个人很小父母去世了，他就会认为自己很孤独；如果一个人小的时候父母经常吵架，他就认为自己不幸福；如果一个人小的时候经常被父母比较，他就认为自己不够好；如果一个人小时候遭受过创伤，他就认为自己不安全：等等。

那么，如何帮助来访者“觉察自我”和“完整自我”呢？

萨提亚提供了很好用的“工具”供治疗师使用。

一个就是“自我环”，也叫“自我曼陀罗”。这是评估一个人生命力或者叫生命能量的八个部分。如下图所示：

这八个部分不分谁先谁后，治疗师可以从任何一个部分带领来访者进行生命能量的评估。

（1）治疗师需要帮助来访者觉察和管理“身体”

一个人的身体从外在看，由大脑和躯干组成；而内在又

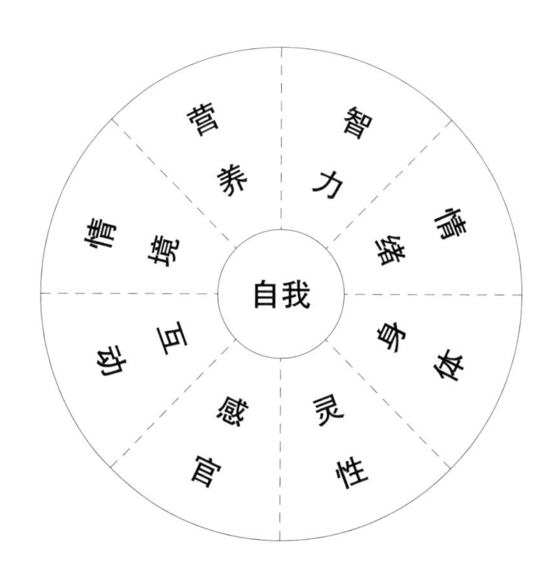

包括五脏六腑，以及神经和细胞。身体是有能量的。一个人身体好的时候，浑身都是力气和干劲；当身体欠佳的时候，就打不起精神，萎靡懈怠。因此，身体能量也叫物理能量，是由物理身体及其运动和功能组成。治疗师需要帮助来访者用“冥想”“打坐”“禅修”“觉观”的方式增强对身体各部位的觉察，可以细致到“从头到脚”“从末梢神经到中枢神经”“从表皮毛发到肝胆脾胃”“从筋到骨”“从眼耳眉鼻到口面舌唇”，一个部位一个部位地觉察和觉观是否有不舒服的地方。如果有，就学习接纳和关照自己的身体，协助它创造健康和力量，享受它的身体能量和运动，并创造性地使用它来创造基础和灵性连接。如果需要看医生，就需要来访者及时去医院获得医学帮助。这样来访者就实现了与身体的联结，让身体成为“自我”不可分割的重要部分，从而彰显生命力。我们在“自我”层面看到的“生命力”，很重要的体现部分就是身体的健康状态。

（2）治疗师需要帮助来访者觉察和管理“情绪”

情绪有时被称为身体和智力之间的桥梁，也就是一个人如果身体出现不适的状况，就会产生情绪问题。在头脑思虑过多的时候，也会出现情绪困扰。我们在冰山图上已经从外在的情绪和内在的感受获得一些学习，在帮助来访者“自我”觉察的过程中，也需要帮助来访者提升对“情绪能量”的觉察能力。带领来访者识别情绪类型；识别情绪的来源及情绪的指向，特别需要从“自我环”的这八个部分来觉察情绪的来龙去脉，这样就会帮助来访者在进化生存的层面上，多靠近那些支持我们的生存能量，远离那些威胁和影响我们的消极能量。同时引领来访者学习如何接受和尊重自己的情绪能量，倾听每个情绪背后的智慧，创造性和积极地使用它，并学习对自己的情绪过程负责。如果能够做到，就会从负面情绪中找到能够彰显的“自我”。

（3）治疗师需要帮助来访者觉察和管理“智力”

智力属于理性的范畴。通常包括一个人的心智的能量、思考的能力、相信的能力、假设的能力、认知的能力、创造的能力，以及对自我、他人和情境赋予意义的能力。智力的能量需要通过智力刺激、学习、讲故事、交谈来培养。一个人内在越强大，就越能够激活自己的智力创造，也就越能够接受和尊重自己的智力能力并创造性、积极地使用它。如果一个人内在不够强大，便常常存在或者升起非理性想法，或者常用负面的想法和评判的思维去感知世界、感知人事物。所以，治疗师需要帮助来访者核查都有哪些消极负面的想法，以及这些消极负面的想法最早从哪里来，核查都有哪些非理性想法干扰和影响自己的智力创造。与此同时，还要教导来访者学习对自己的认知过程负责，尽量减少人云亦云、不负责的“愤青”或者“以讹传讹、盲目从众”的“吃瓜”心态。这样就能最大化地彰显理性“自我”。

（4）治疗师需要帮助来访者觉察和管理“营养”

营养由一个人在某个时刻所需要的喂养和滋养自己的能量组成。它既包括生理营养，又包括“心理营养”。生理营养包括摄取的食物、脂肪、蛋白质和碳水化合物；心理营养包括从重要他人给予的“亲”和“爱”中获得被爱、被认可、被接纳的生命体验。因此，治疗师需要帮助来访者核查是否存在进食困难甚至进食障碍，有没有偏食、刻意节食或断食现象；是否出现暴饮暴食、体重超重或者超轻等现象，一旦出现这些症状，就意味着生理营养失衡，当然其中也与心理营养缺乏相关。治疗师也需要帮助来访者核查是否出现睡眠困难和睡眠障碍，是否出现脱发甚至“斑秃”现象，由此，也可以佐证焦虑频发导致睡眠障碍或者因为睡眠困难而致躁狂抑郁的发生。因此，每一个“自我”的部分都是彼此联系、环环相扣的。

（5）治疗师需要帮助来访者觉察和管理“情境”

情境是由与环境连接的能量组成。环境不仅包括一个人直接的物理环境，还包括人们在环境中的角色和期望，环境群体的文化和环境中的能量。通俗地说，情境其一指向当下的物理环境，比如家庭环境、工作环境、生活环境、人际环境；其二指向一个人过往养育和成长的环境，这就涉及一个人从小到大的养育环境和心理环境带给一个人的心理环境的影响。情境的能量需要安全、舒适、美丽、交流、刺激和营养能量的滋养。因此，治疗师需要带领来访者核查过往的成长背景和经历，梳理还有哪些未完结事件；哪些还需要主动带入学习和改变；哪些还需要请治疗师进行心理咨询；哪些需要创伤治疗；等等。这样，就会让来访者意识到自己与环境的过往和当下能量连接，以及如何健康地与当下情境进行互动。来访者开始学会接受和尊重情境，并决定以积极和创造性的方式使用自己的情境能量，这些都是自我显化的一部分。

（6）治疗师需要帮助来访者觉察和管理“互动”

互动，也叫“人际互动”或者“人际交往”。是由人与人之间的联结能量构成。每个人都具有生而联结的能力。每个人都不是孤立存在的。互动的能量需要通过心灵的联结、对他人的贡献、给他人的支持、一起嬉戏、一同分享获得滋养。因此，人在婴儿时天然需要妈妈，上幼儿园时需要认识其他小朋友，上学后需要学习如何与同学和老师相处，长大后需要学习如何谈恋爱，成人后需要学习如何经营婚姻，有了孩子需要学习如何养育和教育孩子，工作时需要学习如何与老板和同事相处，空巢老人需要学习如何与自己相处。因此，人的一生是处处充满联结的人生。治疗师需要带领来访者核查是什么原因让自己开始“封闭”自己，又是什么缘由不允许自己与他人的联结敞开，是哪些内在的因素干扰自己走出去，而选择“躺平”“抑郁内卷”。当真相大白时，治疗师需要推动来访者学习将自己的能量传递给他人进行联结，而且要勇于尝试，不怕失败。治疗师也需要推动来访者能够独立做出选择和决定，以积极和创造性的方式使用自己的互动能量。这样，来访者的“自我”就会在人际互动中彰显出来，也会在团体中绽放“自我”。

（7）治疗师需要帮助来访者觉察和管理“感官”

“感官”是一个人的感知觉系统，包括视觉、听觉、味觉、嗅觉、触觉和感觉。《心经》里的“眼耳鼻舌身意，色声香味触法”就属于感知觉系统的表达。感觉能量由身体从接收信息的感知觉通道能力组成。如果一个人总是以这些方式有意识地接收信息，就会更加尊重和欣赏自己的感官体验，并能及时地感受它们、体验它们，且能以创造性和积极的方式对所接收的信息做出积极的决定，这是健康的“自我”显化。感官的能量需要通过可爱的声音和音乐、美丽的风景和艺术、美味的食物和饮料、刺激的触觉和体验来培养。如果因为过往或者当下的各种干扰因素，让一个人选择了关闭一个或者多个感官通道，进而关闭了人际联结，就会出现各种“症状”，从而消耗生命能量。因此，治疗师需要与来访者核查是否存在经常一个人喝闷酒或者经常酗酒；是否封闭了自己的听觉系统，不愿意听任何外在的建议和意见，也不愿意听任何美好的声音；是否经常赌博或者玩赌博游戏；是否经常涉黄或者寻欢作乐；是否涉毒或者偷吸毒品；是否遇到了重大失意或者挫败而从此一蹶不振；等等。当找到感官封闭或者出现偏差或者扭曲的原因时，治疗师需要有意识地引领来访者一步一步进行疗愈，走出困扰，遇见“自我”。

（8）治疗师需要帮助来访者觉察和管理“灵性”

灵性是一个人身心灵的重要组成部分，也是指一个人的联结能力，包括一个人与直觉、与他人、与环境、与自然、与植物、与动物、与音乐、与艺术、与哲学、与宗教，以及与宇宙智慧能量联结的能力。灵性既包括一个人对身体感知觉的一元关系，又包括一个人对心理感知觉的二元关系，同时包括一个人对精神感知觉的三元关系甚至与宇宙联结的四元以及多元关系。灵性在时间性上可以联结过去、现在和未来；在空间性上可以联结自我的内在和外在，可以联结从量子到宇宙的虚空层面，甚至可以跨越或者超越意识层次，联结佛教所称的前世今生和来世，目的是在生命的两极延展和延伸中彰显生命力。灵性能量需要宁静、和平、爱、喜悦、联结的滋养。当一个人的“自我”发展越好、越完整，灵性的彰显就会越丰富；否则，灵性往往会限制一个人的身心灵发展或者会让一个人“走火入魔”“玄之又玄”“不着边际”“误入邪道”“步入歧途”。因此，治疗师需要帮助来访者核查其过往的成长是否存在身心灵扭曲的事件、是否发生过意识扭曲的认知、是否发生过重大创伤事件以及是否受过原生家庭重要他人多重人格的影响，进而帮助来访者有意识地意识到灵性能量，学习以科学的态度接受和尊重自己的精神能量，以创造性和积极的方式使用它。这样，灵性能量就会自然显化和绽放出来。

自我环的评估和学习，是让一个人有意识地意识到喂养和滋养自己所需要的八个部分中的任何一个部分，并决定以积极和创造性的方式使用自己的各个能量，这样，一个人的“自我”就活脱脱显化出来独一无二的“完整性”。

这里需要提示治疗师的是，“自我环”的八个部分，不分谁先谁后、谁主谁次。只要涉及来访者的“自我”成长，便可以从来访者外在最容易触及的部分开始评估和访谈，然后就会发现，这八个部分是紧密联系的有机整体，每一个部分都会牵连到另外一个部分或者几个部分。比如一个来访者因为近期连续失眠前来求助，那么治疗师就可以先从“身体”这一环开始评估，看看失眠所牵连的“情绪”这一环会发生什么，再从“情绪”这一环进入“互动”或者“情境”两环去探索深层次原因，再回到“营养”和“灵性”这两环进行核查，这样就会让来访者透过一个“环”而看到另一个“环”，以至“环环相扣”“环环相连”，从而实现更加立体地觉察“自我”和“整合自我”，推动“自我”的完整发展。

萨提亚提供给治疗师的第二个帮助来访者“觉察自我”

和“完整自我”的工具是“面貌舞会”（Parts Party）。

我们很多人常常觉得在自己的“内在”里有很多个“我”。比如有的是 3 岁的“我”，有的是 5 岁的“我”，有的是 10 岁的“我”，有的是 13 岁的“我”，有的是 18 岁的“我”。因人而异、各有不同。也有人认为，在自己内在的这些“我”中，有的是自己喜欢的，有的是自己不喜欢的，有的是被自己讨厌的，有的是被自己嫌弃的，有的是自己认为羞耻的，有的是自己想要毁灭的，等等。这就与每个人的成长经历和成长背景不同相关联。因此，萨提亚提供的“面貌舞会”的治疗工具，就是帮助来访者来识别和整合内在不同的“我”，直至多个“我”合一完整，才让来访者找到内在那个最真实的“自我”。所以，这个工具有时也会用在“多重人格障碍”的心理治疗上。运用时可以在一对一的个案咨询室，也可以在多人参加的团体工作坊中。

那么，治疗师如何带领来访者应用“面貌舞会”呢？

① 让来访者确定自己“内在”中有多少个“我”，并逐一列出来。

② 让来访者把这些“我”分别标注所属的年龄。

③ 让来访者分别给这些“我”起个名字，可以用童话、卡通、电影、传说、文学中的任何名字来代替，用中文、英文或其他各种自创文字都可以。

④ 让来访者分别给每一个“我”用 3～6 个词来描述，无论好的词和坏的词都可以。

⑤ 让来访者把每一个“我”进行排序和排列，也就是谁在前谁在后，谁在左谁在右，谁高一些谁低一些，或者谁是看

得见的，谁是看不见的。

⑥ 让来访者停下来静静地观看、觉察、感受，此时此刻会有什么在内在涌动。这个过程需要慢下来，慢下来……

⑦ 如果在工作坊中，可以让来访者选择不同的人进行角色扮演，代表不同的“我”，同样把来访者写的那些“词”挂在不同的“角色”身上，并按照来访者的排序进行现场定位，让来访者观察、觉察。

⑧ 在咨询室，就让来访者用各种颜色纸写下来并标注出来即可。

⑨ 如果在工作坊，让来访者选一个自己的“角色”置身其中，把来访者替换出来，远观并觉察当下内在发生了什么。

⑩ 治疗师对来访者上述历程进行“冰山访谈”。

⑪ 在治疗师的带领下，由来访者进行选择：包括哪个是可以丢弃的“我”，哪个是可以留下的“我”，哪个是需要抱在怀中的“我”，哪个是可以暂时忽略的“我”等，然后由治疗师核对当下的体验。

⑫ 在治疗师的带领下，由来访者进行整合，对于不同的“我”，由来访者用一个“好父母”的角色重新去看，重新改变过往的角度去体验每一个“我”，治疗师需要问来访者：“你愿意重新改写对他们的负面描述吗？”如果来访者愿意，就让来访者更新描述，并重新排序，然后停下来再让来访者觉察当下的体验。

⑬ 如果在工作坊中，可以让每个角色分享过程中的体验，以及更新描述和重新排序前后的变化和内在体验的对比，再次增加来访者的觉察。

⑭ 当来访者一步一步对内在不同的“我”完成整合后，治疗师需要通过“冥想”带领来访者进行最后的能量整合，直至来访者内在不同的“我”，合多为一，且能量满满时即告结束。

这就是萨提亚提供的另一个“自我”整合的工具和技术。

综上所述，在“内在冰山系统”的学习中，治疗师需要进行一些逻辑的归纳和整合，以便更好地立体掌握“内在冰山”的魅力，以及灵活应用的技巧。

第一，“内在冰山”永远指向对一个人的应用，可以透过外在看内在，也可以通过内在评估外在。

第二，每一个人的外在，无论是所说的每一句话、做出的每一个行为、发出的每一个表情，还是呈现的每一种肢体语言，都与“内在”密切相关，无一没有对应。

第三，一个人外在的所有呈现，很多时候由所谓习惯性的“潜意识”支配着；有的时候也是意识支配下的“故意为之”，只要能够厘清，一切真相大白。

第四，“内在冰山”的每一层都是互相联系、彼此制约的。情绪引发行为，观点支配行为；情绪压抑感受，感受牵连期待；情绪蕴藏渴望，层层相关，彼此缠绵。

第五，跟来访者运用“内在冰山”工作时，不需要按照“内在冰山图”一层一层，从上到下，按部就班进行，只要对冰山图的内容熟练，可以从来访者提供的信息所涉及的任何一层开始，没有绝对的标准流程和严格顺序。

第六，一个深度的心理咨询或者家庭治疗，需要通过外在的故事、行为和情绪迅速触及“期待”和“渴望”，这样就会推动迅速改变和疗愈。

第七，每一层的“冰山”访谈或者探索，最终都为了看见“自我”、联结“自我”、接纳“自我”和提升“自我”。如果一个人的自我价值被提升了，一个完整的“自我”就会从冰山底层浮出水面，从此便不再压抑，继而绽放生命的所有美好。

2022年，约翰·贝曼博士在拓展萨提亚的学习中，又更新了“五座冰山模型”的思考和探索。他希望每一个萨提亚模式治疗师需要学习把这“五座冰山模型”应用于对来访者的评估和治疗中，进而提升来访者从第一座冰山走向第二座，从第二座走向第三座。如果能够到达第三座冰山的位置，约翰·贝曼说，他就很高兴了。因为第四座冰山是很少人能够到达的，而第五座冰山就相当于“成佛”了。

1. 第一座冰山

约翰·贝曼说，这是受苦的“冰山”，大约有10%的人活在这个心理层次中。这个冰山与一个人经历过重大创伤相关。比如经历过贫穷饥饿，经历过苦难岁月，经历过战争，经历过地震、水灾、洪灾等重大意外事件，经历过各种迫害等。这就验证了现实中的很多人，无论学历多高、职位多大、财富多少都不愿意接受心理治疗，甚至对心理治疗多少有些抵触的原因了。我们也会看到一些老年人，无论多痛，都不愿意接受心理咨询。究其原因，或许都与这座冰山相关。

活在“第一座冰山”的人，要么常常活在现在或过去的纠缠中；要么存在“受害者心理”不能自拔；要么通过“精神疾病”宣告自己受害；要么通过经常服用药物，特别是精神类药物，证明自己“有病”；要么通过“扮惨”“摆烂”“装病”

五座冰山模型

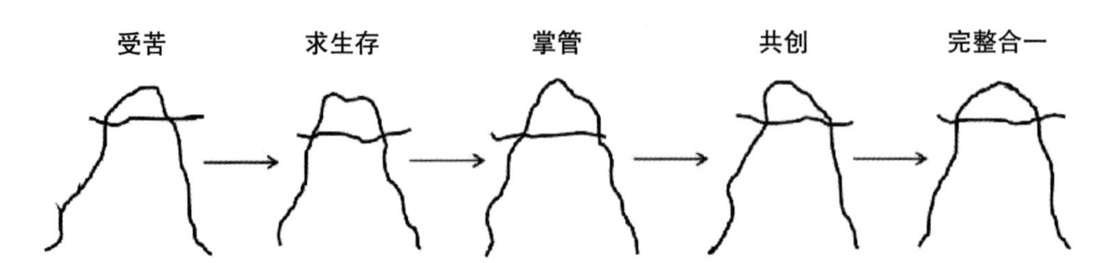

受苦	求生存	掌管	共创	完整合一
活在痛苦中 纠缠于过去	潜意识运作 活在过去	活在现在 共创现实	活在现在 正在进行中	超越两元性 时而高峰体验 存在，彰显个人本质，我是……
· 受害 · 精神疾病 · 由它控制 · 严重失衡	· 习惯性，重复 · 应对为主 · 失去联结 · 日常现实 · 借拥有物与感官愉悦感到满足 · 问题是问题 · 聚焦于外在世界	· 创造积极情绪与想法 · 喜悦、爱、感恩 · 平和、慈悲 · 幸福无须理由 · 生命更深层的意义 · 生命的目的 · 我是一致的 · 自我实现	· 掌管生命 · 成功，负责 · 基于曼陀罗 · 一致的 · 因成就与贡献幸福 · 对成长是开放的 · 做选择 · 第三度诞生 · 问题不是问题	· 宇宙的意识 · 第四度诞生 · 狂喜、极乐 · 超越

来获得外界的照顾和家人的呵护，而且周而复始，循环发生。

如果治疗师遇到这样的来访者，需要从来访者是否经历过上述所描述的创伤事件及创伤经历开始评估，再进入冰山系统进行探索，涉及创伤的再进行创伤治疗，这样就会把来访者从“受害”和“苦难”中推向改变。

2. 第二座冰山

约翰·贝曼说，“第二座冰山”是“求生存”人群的冰山。意思是很多人还没有实现“心理脱贫”时，就会活在这座冰山里。这部分人群占比 70%。表现为：常常无意识地活在过去；习惯性地感受到不安全或者长吁短叹；习惯性地在乎钱；习惯性地省吃俭用甚至过度地节约和节俭；有话不能好好说，习惯大声吼叫；经常指责抱怨或者长篇说教，或者逃避打岔，或者低三下四，乞求讨好；常常丢失自己，不知道爱自己，更不懂得如何爱自己，接受被爱的能力弱。这些表现已经成为日常生活的常态。但也会有一些人因令人愉悦的事物而感到开心快乐。

如果治疗师遇到这类来访者，需要从带入对四种“应对姿态”的觉察开始，让他们意识到“应对姿态”是过往的习惯性自动化的发生，是在“求生存”层面的应对，再通过一致性的沟通训练将他们带入改变的层面，以使他们实现从“心理贫穷”到“心理富足”的改变。

3. 第三座冰山

约翰·贝曼说，这是能够掌管自己的“冰山”，有 14% 的人可以到达这个心理位置。这座冰山意味着，这些人可以活在当下，知道自己是怎样的人，有怎样的优势和劣势，有怎样的资源可以发挥利用；知道自己要什么，不要什么；知道自己的发展目标是什么，追求成功，也能应对和管理失败或者挫败；了解并能时刻觉察身心灵的平衡和失衡并能够做出相应的调整和改变；愿意学习，不断进取，对成就和贡献感到快乐；愿意听取不同意见和建议并对改变和成长保持开放态度。

这座冰山就是治疗师需要在心理咨询中不断推进的成长目标和方向。因此，需要治疗师不断有意识、分步骤、多层次地引领来访者到达所须到达的位置。

4. 第四座冰山

约翰·贝曼说，这是一座有共创性的“冰山”，只有5%的人可以到达。这些人表现为：活在当下，不怀念过去，立足当下的开心快乐，并以积极的心态创造属于自己的生活和事业；经常推陈出新、不断思考、锐意进取、思维活跃、与时俱进、喜欢创新；情绪状态饱满，经常表现出无理由的喜悦，内外在和谐一致、博爱；时刻能够表达感恩，内在和平，富有慈悲心态；关注社会、民族和国家，愿意贡献和付出。

这座冰山就是一个人实现“完整”或者“一致性”的状态的具体化标准。需要治疗师带领每一个来访者共同实现的成长目标。

5. 第五座冰山

约翰·贝曼说，这是一座完整、合一的“冰山”，只有1%的人可以实现。具体表现如下：能够超越时间、空间地活着；经常处于高能量状态，并能持续在高能量状态之中；时刻在“本自具足”“法尔如是”的状态里；具有宇宙意识，保持身心灵与时间、空间的三维、四维联结；活在高能量状态里，极乐圆满。

这座冰山就是约翰·贝曼发展出来的“第四度诞生”，涵盖了每个人对美好追求的全部成长期待。尽管只有1%的人可以实现，但从人类心理发展的角度，也是每个人通过努力可以实现的目标，并非遥不可及。

约翰·贝曼更新的“五座冰山模型”，是对萨提亚“冰山理论”的拓展，给治疗师提供了清晰的深层评估逻辑，确立了清晰的治疗步骤和治疗方向。

对于处于“第一座冰山”的来访者，治疗师可以更多地推动觉察。推动尽早成为受害者的“终结者”，尽早从受害、受苦中脱离出来，推动移向“第二座冰山”。

对于处于“第二座冰山”的来访者，治疗师可以更多地推动改变。改变“求生存”模式，改变“应对姿态”，改变心理贫穷模式，改变人际沟通模式，学习更好地关注自己、认可自己、爱自己，从“心理贫穷”向“心理富足”过渡，从“第二座冰山”向“第三座冰山”移动。

对于处于“第三座冰山”的来访者，治疗师可以更多地送去欣赏和认可。推动他们成为“种子模型”，更多地分享自己、贡献自己，通过自己的学习和改变历程带动和影响他人从“第一座冰山”解放出来，从“第二座冰山”走向“第三座冰山”。

对于处于“第四座冰山”的来访者，治疗师需要与他们一道，用生命之光照亮更多需要照亮的人，推动每个人带着感恩和感谢、带着欣赏和祝福，朝向幸福、健康、成功、快乐的目标迈进。

对于处在“第五座冰山”的人，将其当成每个人成长的终极目标，需要毕生学习、毕生练习、毕生体验、毕生修行，才能达成天人合一的境界。

（二）家庭系统

家庭本身就是一个复杂的系统。每一个生命的诞生和成长都离不开家庭。只是有的来访者没有从家庭系统性的角度来回观自己的成长，特别对有的来访者，一谈到家庭就会引发诸多痛苦和不堪回首的各种记忆。因此，就会在内心深深隔离和压抑这种痛苦和不堪。治疗师在为来访者做咨询时，首先选择运用冰山系统开启来访者的内在历程是比较恰当和适合的，当看到来访者能够进入内在历程探索时，再慢慢切入家庭系统，就会使个案做得更深，疗愈效果更透彻。因此，冰山系统和家庭系统是相辅相成的逻辑关系，是打开来访者内在历程不可或缺的两大法宝，也是带领来访者不但知其然又知其所以然的疗愈过程，可以迅速帮助来访者找到症结所在，从此不再迷惑。

关于家庭结构、父母角色和父母功能，我们在第二章和第三章已经详细论述过，在此不再赘述。

那么，我们如何解读家庭系统和应用家庭系统帮助来访者呢？

1. 治疗师需要先把萨提亚关于家庭系统和家庭治疗的观点谙熟于胸

萨提亚说，家庭重塑可以帮助人们重新整合进入在原生家庭的历史和心理矩阵中属于自己的位置。家庭重塑可以作为主要改变手段之一，它可以提供一种崭新的视角，让人们可以重新看待父母和自己，并以一种新的观念来看待现在和未来。这种新的观念包括给予自己更大的可能性、更多的自由，也包括让自己变得具有责任感。

家庭图是家庭重塑的重要工具之一。

萨提亚说，很多家庭用来管理他们自身的方式与那些无目的的挣扎就像“蚯蚓罐头”无头无序，每个人都想出来，每个人都想被看见。

萨提亚说，任何一个生活在家庭中的人都知道没有人可以长时间地孤立存在。不同的家庭成员通过整个家庭网络的纽带联结在一起。这些联系可能是看不见的，但确实存在，坚硬牢固得就像焊接在一起一样。

萨提亚说，家庭角色总是意味着二人关系的存在。

萨提亚说，每个角色都会让人有不同的预期。对于家庭成员来说，重要的是找出不同的角色对于他们的意义是什么。

萨提亚说，我首先会做的事情就是问每个成员他们如何看待自己的家庭角色意义。

萨提亚说，三角关系是困住很多家庭的陷阱。在家庭中，我们不是生活在二人关系中，而是生活在三角关系中。三角关系变化的核心本质取决于谁是那个单独被孤立的人。“两个人是陪伴，三个人是拥挤。”

萨提亚说，在三角关系中被孤立的人可以选择插入并打破另两个人的关系，或者撤出他们的关系，或者作为一个饶有兴趣的观察者去支持他们。

萨提亚说，人类参与所有游戏都涉及三角关系。当两个人谈话的时候，第三个人可能打断他们或者试图去吸引他们的注意。如果这两个人对某件事情产生分歧，其中一个可能会邀请第三方成为他的支持者，这个关系就会发生变化，原来关系中的一个人被孤立了。

萨提亚说，家庭的运作有很大部分依赖如何处理三角关系。

萨提亚说，很多家庭都在束缚里。大部分人采取忍耐、威吓、崩溃和承诺、承诺再承诺的方式来应对。

我之所以引用萨提亚关于家庭治疗的上述观点，就是需要每个治疗师对萨提亚这些论述谙熟于胸，这些是应用萨提亚模式进行家庭治疗的纲领性指引。有了这些，就使治疗师对家庭系统以及家庭动力更加清晰，方向和目标也会变得更加明确。

2. 治疗师需要学习如何运用家庭图为来访者做咨询

萨提亚关于家庭系统的评估，除了需要搜集来访者家庭结构、成长背景和养育过程等相关信息外，更多是运用家庭图与来访者进行核查。所以，治疗师要带领来访者聚焦在0～6岁或者18岁前成长的原生家庭进行核对。而核对的主要方向和目标就是父母角色和父母功能，父母关系及家庭环境。

萨提亚说，家庭图就是让家庭成员知道：我是谁，我正在做什么，我会往哪里去。

萨提亚说，家庭图要看以下内容：

（1）每个家庭成员都有一个位置，让每个人的位置被充分认识、接受和理解至关重要。

（2）家庭成员和其他家庭成员间的联系。

（3）家庭成员间相互影响着。

（4）每个家庭成员都是潜在的很多拉力的中心。

（5）家庭是随着时间不断发展的。

（6）每个家庭成员在家庭生活中至少戴着三顶角色的

帽子。

因此，治疗师可以从家庭图上获取如下治疗信息：

（1）家庭图可以让每个家庭成员意识到，自己在角色上是否存在占位、越位、抢位、缺位、错位的现象。

（2）家庭图也会让每个家庭成员感受到，自己基于家庭角色在功能上是否存在失衡、替代、拯救、受害、放弃等现象。

（3）家庭图也会让每个家庭成员觉察到，在关系中是属于一人关系，还是二人关系，还是三角关系；关系中是否存在混淆、混乱、混同的现象。

（4）家庭图同时也会让家庭成员感知到，自己基于角色、功能、关系上的失调而对内在未被满足的期待和渴望的心理动力核查聚焦。

（5）家庭图可以迅速解除案来访者的防御，是帮助来访者回溯过往的较为恰当的治疗工具之一。

3. 治疗师需要带领来访者现场画出他的原生家庭图

原生家庭图的结构可以分为以下三个部分：

原生家庭一般是指生育、养育自己 0～18 岁的家庭。

原生家庭图的结构包括以下内容：家庭结构（主干、单亲、组合、收养）、关系线（恶劣、疏离、一般、亲密、纠结）和形容词（三个正向、三个负向）三个部分。

原生家庭图可以凸显来访者如下的成长信息：

（1）0～6 岁是否在父母身边长大？

（2）0～6 岁是否在祖父母、外祖父母身边长大？

（3）0～6 岁是否在其他家庭长大，是否存在抱养和送养的情况？

（4）谁是来访者的重要他人？

（5）来访者与重要他人的关系怎样？

（6）重要他人对来访者的养育怎样？

（7）重要他人对来访者的影响是什么？

（8）父母关系是否存在家庭暴力、离婚、再婚等情形，对来访者的影响是什么？

（9）来访者是否生活在单亲、重组、收养或者其他家庭结构里？

（10）原生家庭是否发生丧失事件？丧失事件对来访者的影响是什么？

（11）原生家庭是否发生创伤事件？创伤事件对来访者的影响是什么？

（12）原生家庭基于丧失或者创伤事件导致角色、功能、关系上的变化是什么？

（13）来访者内在期待和渴望未被满足的强烈程度怎样？

（14）兄弟姐妹的性别角色对来访者的影响是什么？

（15）兄弟姐妹的排序对来访者的影响是什么？

（16）过往的成长经历对来访者当下的影响是什么？

（17）一个家庭的价值观是什么？

第一，治疗师带领来访者先画出0～18岁的家庭结构。

如果是主干家庭的，就画出爸爸、妈妈和来访者本人。如果有兄弟姐妹的，也同时画出。画的时候注意，爸爸和妈妈都用圆圈“○”来代表，只是因性别不同，会在男性的圆圈外再画一个方框来代表男性，也就是用这样的图示“□”

来标示。

如果是单亲家庭，就画出单亲结构的类型。在单亲家庭结构中，如果是因为父母其中一方丧失而导致的单亲家庭，就需要在妈妈的圆圈里或者在爸爸的方框里，画上一个“×”来表示丧失。如果是因为父母离婚而导致的单亲家庭，就需要在父母的关系线上用“≠”标示父母已经离婚。

如果是重组家庭，就需要单独画出来访者和爸爸妈妈的原生家庭，再画出妈妈再婚或者爸爸再婚的新家庭，以及爸爸妈妈重组新家庭后是否有一起生活的孩子或再次生育的孩子。

如果是隔代养育家庭，就需要先画出来访者爸爸妈妈的原生家庭，再画出与爷爷奶奶或者外公外婆一起生活的隔代家庭，然后用关系线来标出来访者是隔代养育的情况。

如果是留守家庭，就需要来访者画出与留守家庭的替代爸爸妈妈的角色称谓及关系线，还有养育时间段。

如果是收养家庭，就需要来访者先画出自己的原生家庭，然后在自己的位置上画“→”来代表被送养，再画出收养家庭的养父母和自己的家庭图，然后在自己的位置上画“←”来代表被收养。

如果来访者0～18岁是在不同家庭轮换养育的，可以分别画出不同阶段的不同家庭。

如果来访者是孤儿或者弃婴，可以画出来访者认为的爸爸和妈妈的角色，或者空白，但要标示成为孤儿或者弃婴的年龄。

涉及一些特殊情况的，可以根据来访者提供的特殊信息带领来访者画出其他特殊的家庭结构。

第二，带领来访者在画出的家庭结构上标示基础信息。

这些信息包括对每个家庭成员的称谓，每个人的年龄、文化程度、职业。如果去世的人，标示出这个人去世时的年龄；如果离婚的，标示出这个人离婚时的年龄；如果涉及收养送养的，标示出收送养时的年龄。

第三，带领来访者画出家庭成员间的关系线。

萨提亚模式中，关系线常常用以下四种方式来表达：

用双实线“═”表示关系“亲密”或者“过于亲密”，而“过于亲密”有时就含有纠缠或者纠结的意思，比如共生、替代、包办、捆绑的情形。

用单实线“—”表示关系一般，不好不坏、不冷不热、不温不火。

用虚线“…”表示关系中出现疏离、拒绝、排斥、隔离的情形。

用双波浪线“≈”表示关系常常出现冲突、对抗、矛盾和控制的情形。

画关系线主要是画来访者与每个家庭成员的关系线，以及来访者认为的父母之间的关系线，或者父母与其他家庭成员间的关系线。这些主观感觉都是来访者在 18 岁前对原生家庭的认知。

有的来访者在对一个人的关系上，也可能发生用多条关系线来表达，这都是被允许的。因为只有来访者才知道在他的关系里发生了什么。

第四，带领来访者给出每个家庭成员，包括对自己的描述。

一般建议用正向和负向各 1～3 个形容词来描述，或者用一句话来描述，或者用自己喜欢的比喻来描述。当有的来访者文化程度受限时，也可以用自己喜欢的方式来描述。

4. 解读原生家庭图

当治疗师带领来访者画完家庭图后，治疗师需要先带领来访者进入一段冥想，让来访者闭上眼睛进入内在，让刚才画的家庭图再次浮现出来，体验刚才画原生家庭图过程中的内在冰山历程，沉淀整个过程的感受，锚定原生家庭图的每一个部分。这个冥想过程尽量慢，切忌快，允许来访者所有的体验和感受出现，治疗师只充当一个陪伴者即可。

解读原生家庭图，可以选择任何一个信息点开始。既可以选择从关系线解读，也可以选择从形容词来解读。

（1）如果从关系线开始解读，需要注意的是，先关注恶劣的、疏离的、纠缠的关系，再关注亲密、有爱的关系，再把两者整合。

关系线中涉及恶劣、疏离的，有时指向未被满足的期待和渴望，有时指向关系错位或者角色错位，有时指向恶性竞争，有时指向人格障碍；关系线中涉及一般的，一般提示排序中不被重视或者常常被忽略的来访者。

（2）如果从形容词开始解读，同样需要先关注负向形容词，再关注正向的形容词，同时注意转化。一般来说，负向形容词大都指向未被满足的期待和渴望，有时也会指向创伤事件。

形容词之间的关系出现反差或者巨大反差，一般提示有家庭隐私事件发生；如果出现带有强烈情绪色彩的敏感词汇，需要特别核查。

如果关系线和形容词在父母两个人上出现明显对比，一好一坏，一般提示关系结盟。

（3）如果所有的关系线或者形容词都显示非常好，一般提示有重大丧失事件发生，有时也会提示用超我来进行防御。

5. 探索原生家庭三角关系

治疗师根据来访者画好的家庭图，需要按照家庭图上的信息聚焦到原生家庭三角关系进行探索。这个探索就需要再次把冰山系统引进来，带领来访者看父母角色，看父母功能，看父母关系，看自己的限制性信念和非理性想法，看自己未被满足的期待和渴望，看当下自我的生命力状态。然后逐一核对、聚焦和转化。

比如治疗师可以用这样的提问方式带领来访者进行觉察和探索。

在这个家庭，你常常被父母关注和重视吗？

如果父母在你小的时候不曾关注和重视你，那么你是怎样长大的？

你是怎样看待父母关系的？

当他们发生冲突的时候，你会做什么？

当你害怕的时候，谁会保护你？

当父母不在家的时候，你承受了什么让自己成长到今天？

你跟父母表达过你需要他们吗？

如果今天有个机会，你愿意告诉他们你未被满足的期待和渴望吗？

父母知道你原来吃了那么多苦，受了那么多委屈，替代他们做了那么多吗？

看看今天的你，即使过去父母未曾给你所期待和渴望的，你仍然长成了今天的你，你要对自己说什么？

如果今天你也做了妈妈或者爸爸，你看到了你和你的爸爸妈妈有什么不同？

你愿意更新他们吗？

你愿意创造属于你自己或者属于你的孩子或者属于你家庭的幸福和快乐吗？

这样，治疗师就带领来访者把基于原生家庭系统和冰山系统的所有问题都进行了深入的探索。

6. 对照、核对并做出改变的承诺

治疗师可以基于上述步骤发生后，从如下的提问中，把来访者带入当下。

可以告诉我，你拥有怎样的家庭吗？

你对现在的家庭满意吗？

你觉得家里人都像朋友般亲切、彼此爱护、相互信任吗？

作为家庭里的一员，你认为这是一件令人愉悦、让人兴奋的事吗？

治疗师需要陪伴性地等待来访者给出回答。然后再基于来访者回答所带入的信息，让来访者再对照萨提亚列举出的“问题家庭”的表现带入更深的核查和觉察。

（1）在你的家庭里，总是能很快感受到不适吗？

（2）在你的家庭里，总是觉得很冷清，好像每个人都被

冻僵了一样吗？

（3）你和家人彼此过于客气吗？

（4）在你的家庭里，每个人会表现出厌烦情绪吗？甚至有时会令人头晕目眩，失去平衡？

（5）在你的家庭里，常会有种不祥的预感，好似暴风雨前的平静，电闪雷鸣随时发生吗？

（6）在你的家庭里，是否会感受到有神秘气息存在？

（7）你在家里会感到莫名的悲伤吗？

（8）你在家里常会有这些身体反应吗？比如胃不舒服、想吐、腰酸背痛、头疼？

（9）你在家里常常会身体僵硬、紧绷或无力吗？

（10）你的家人常常脸色阴沉或忧伤或毫无表情吗？

（11）你在家里常常会故意躲开家人目光或者对他们的话语充耳不闻吗？

（12）你和你的家人常常说话声音或尖锐刺耳或呢喃不清吗？

治疗师可以带领来访者一条一条进行对照核查，如果有一条或者多条对应的，需要回到成长历程上逐一探索这一条发生的事件、地点、人物和情境，并进行冰山访谈，直到带出改变。

当治疗师带领来访者核对完“问题家庭”后，再对照萨提亚给出的“健康家庭”的9个特征进行核查和觉察，让来访者做出选择和决定。

（1）在你的家庭里，可以自由地倾诉吗？

（2）在你的家庭里，会得到关心，也愿意为他人着想吗？

（3）你的家庭成员间无所不谈，也能同样地表露痛苦和不同意见吗？

（4）你在家里会受到关注、被珍视、被关爱吗？

（5）在你的家里，你会很容易感受到家庭里的活力，比如身体健康、表情放松、彼此陪伴、声音清晰悦耳、友好和坦诚吗？

（6）在你的家里，房间灯光足够明亮、色彩足够丰富吗？

（7）在你的家里，寂静是平和安宁的吗？

（8）在你的家里，吵闹是因为有意义的活动而进行的吗？

（9）你的家人可以跨越年龄和代际界限自由地表达彼此爱意，身体接触自然吗？

治疗师带领来访者对健康家庭的上述特征逐条核对后，来访者对“家庭系统”就会越发清晰。

7. 运用“天气报告”推动来访者启动家庭成员间的沟通机制

“天气报告”是萨提亚提供的推动家庭成员学习如何沟通，以及如何改善沟通的工具。不但适用于每个家庭，也适用于任何需要沟通和改进沟通的团体。

“天气报告”也称为“温度计读取”。它是把人的内在用“天气”进行隐喻。天气有阴晴冷暖、春夏秋冬、风霜雨雪、酷暑严寒的交替变化。人的内在也像天气一样，同样有喜怒哀乐、爱恨等不同的变化。因此，萨提亚把“天气报告”发展成了一个家庭沟通的工具，以此教导每个人学习什么叫沟通、如何沟通，以及如何有效沟通。

“天气报告”作为沟通工具，是有逻辑顺序的，是一个人在沟通时由外到内、由浅入深的既表达自己又兼顾他人的过程。

因此，治疗师需要按照逻辑顺序带领来访者学习沟通。步骤如下：

（1）治疗师需要告知来访者在沟通时，第一步需要表达“感激与兴奋”

当来访者想要沟通时，先选准沟通对象，或者是父母或者是配偶，或者是孩子，第一步都要从表达“感激与兴奋”开始。

萨提亚之所以从“感激与兴奋”开始，是在表明发起沟通的人的沟通意愿是好的，能量状态是好的；是愿意敞开自己的，是可以激发和调动他人沟通愿望和兴趣的；是可以把他人引入沟通轨道的；是可以让他人感受到被爱、被关注、被欣赏和认可的；是可以引发积极沟通和良好沟通效果的。

落到中国家庭沟通中，我们非常需要学习把“感激与兴奋”纳入沟通的第一步。中国家庭中的沟通，往往习惯于从挑毛病、说不好的甚至指责和抱怨开始，于是，沟通便变成了吵架、争执、斗争甚至是对抗。

因此，治疗师可以用以下提问引发来访者开启一个好的沟通：

你准备与谁沟通呢？

如果确定了沟通对象，你能够先表达你的“感激与兴奋”吗？

你能否先告诉他你感激他的是什么，然后再告诉他你兴奋的是什么？

当你表达完“感激与兴奋”后，觉察一下你当下的心情有什么不同，再看看对方的表情是怎样的。他愿意与你沟通吗？

（2）治疗师需要带领来访者进入沟通的第二步，即表达“担忧、关心和困惑”

萨提亚之所以把“担忧、关心和困惑”放在了第二步，是因为在“感激与兴奋”后，沟通者和被沟通者的能量都被调动起来，彼此都可以聚焦在沟通上，于是就可以表达“担忧、关心和困惑”了。这一步，从沟通的层次看，就到了沟通的聚焦点和实质内容了。对照中国家庭的沟通，这一步相当于沟通中的“问题”或者“核心”了。因此，有了第一步的铺垫，第二步就容易接受和澄清以至解决“问题”了。

但是，表达“担忧、关心和困惑”，治疗师需要把技术要领带给来访者。

表达“担忧”时，不能丢掉爱，这个爱是对彼此的爱。丢掉爱的“担忧”，有时就变成“抱怨”了，对方收到的就是指责。

表达“关心”时，是基于“担忧”后的“关心”。也就是如果任由“担忧”的内容发生发展，就会对彼此产生负面影响或者带来不好的后果。因此，这个“关心”是聚焦在“不希望有不好的后果发生”的内容；否则，就成了顾虑、害怕和担心了。

表达“困惑”时，不能丢掉“爱和关心”。单纯地表达“困惑”，就构成了“担心”“害怕”或者有“阻止和控制及不同意”的暗含意思。只有带着“爱和关心”表达“困惑”，对方才可感受到是一种善意的提示或者避免不良后果发生的提醒，对于被沟通者就变得容易接受。

（3）治疗师带领来访者进入沟通第三步“抱怨和可能的解决途径”

萨提亚把“抱怨和可能的解决途径”放在沟通的第三步，意图是希望大家不但可以共享阳光，也可以共担风雨。落到中国文化中，我们看到很多家庭，一旦遇到压力和困难时，往往由一个人去扛，而其他人袖手旁观。

因此，治疗师可以带领来访者学习把新的沟通方法带入家庭中。

在你的家庭中，遇到压力时，常常由一个人来面对吗？

你是否对这个独扛压力的人“抱怨”过，为什么总是他一个人扛呢？

你是否贡献过或者邀请他人一起贡献压力和困难的解决方案？

如果每个人贡献一个解决方案，感受一下会怎么样。

治疗师可以通过上述提问，让来访者感受到原来一家人的团结合力有多么重要。

（4）治疗师带领来访者进入沟通的第四步“新的资讯”

萨提亚把“新的资讯”放在了沟通的第四步，暗含的意思是每个人可以表达不同的观点，而不同的观点需要不同的理由。这个理由就属于“新的资讯”范畴。在一个家庭中，父母可以有父母的不同观点，孩子可以表达孩子的不同认知，配偶可以持有配偶的视角，这样才可以为同样一个问题带入不同的解决方案。

因此，治疗师可以带领来访者用这样的提问启发沟通中的学习。

你有没有发现，每个人对同一个问题的处理都有不同的视角？

在你的家庭里，每个人习惯听取不同的意见和建议吗？

如果每个人的意见和建议“有的放矢”且具有建设性，你愿意采纳吗？

如果把不同的意见和建议纳入“新的资讯”范畴，感受一下你的认知有没有被打开。

来访者便从上述的提问中打开了新的视角。

(5) 治疗师带领来访者进入沟通的最后一步“希望和期待”

萨提亚把“希望和期待”放在了最后一步，因其是沟通中非常重要的目标和方向。也就是，任何一个沟通都是有共同的希望和期待的，而这个共同的希望和期待就叫“共赢”，也会让每个人感受到被需要；否则，沟通就变成了“我想说”“我要说”的个体情绪发泄或者个体控制他人的托词。

因此，治疗师需要带领来访者学习如何表达“希望和期待”。

在你的家庭里，你常常会表达你的“希望和期待”吗？

你通常会向谁表达“希望和期待”呢？

你的“希望和期待”足够清晰和具体吗？

在你的家庭里，你接受过他人对你表达的“希望和期待”吗？

如果有他人对你表达“希望和期待”，你会感觉到你很重要吗？

你愿意在你的推动下，让表达“希望和期待”成为你的家庭习惯吗？

来访者通过这些提问便会感受到整个沟通充满能量，进而会把“天气报告”作为沟通工具在家庭里运用得更好。

三、积极正面导向

“积极正面导向”是萨提亚模式中非常突出的治疗特色之一。这是与萨提亚所倡导的人本主义中对待来访者的看法是健康走向而非病理走向的理念相一致的。

萨提亚认为每个人都拥有自我价值，这是生命本来就赋予人的本质。每个生命都是独特的，都是宇宙能量的彰显。一个人无论其外在发生什么，一旦被植入人文关怀，被植入爱和信任，生命力就开始复苏，自我价值就开始提升。所以，萨提亚教导治疗师要时刻把积极正向的能量带入治疗中，让来访者看到希望、看到动力、看到曙光、看到改变的可能性、看到人性的美丽。

那么，治疗师如何在治疗中应用“积极正面导向”呢？

最重要的是治疗师需要学习时刻把“积极正面导向”的意识贯注到整个治疗过程中。所谓“积极正面导向”的意识，特别考验治疗师的思维层次和认知维度。只要治疗师的“积极正面导向”意识在，治疗的整个进程就会朝着积极正面转化。因此，治疗师要从以下七方面来提升“积极正面导向”意识：

第一，治疗师要增加来访者是否常常活在受苦、受累、受害、受难、受罪等受害者模式里的觉察。

前述谈到至少有10%的人常常活在这种受害者模式里。

因此，几乎在任何一个工作坊中，我们都会碰到这样一些人：他们要么满脸愁容，要么一筹莫展，要么自始至终在哭，要么一开口讲话便是各种诉苦，以及滔滔不绝地讲悲惨遭遇。而且这些人往往会不停地参加各种工作坊，并在每一个工作坊上都会呈现相同的状态。在一对一的咨询中，我们也会碰到这样的来访者。这就是典型的受害者模式。

面对这样的来访者，治疗师需要在与来访者建立足够安全和可信任的联结后，运用“面质”技术单刀直入来增强来访者的觉察，因此，可以用以下提问切入：

你是否意识到你常常活在受苦、受难、受害者模式里？

你是否感受到你的身体似乎很熟悉或者很适应这种受苦、受难、受害的感觉？

你是否希望包括我在内的更多人知道你有多苦、多难、多受害？

你会一直对他人抱有把你从苦难中救赎出来的期待吗？

你是否愿意终止这种受害者模式而获得幸福和快乐呢？

你愿意与过往那些痛苦、难过、悲伤、恐惧、纠缠告别吗？

所以，如果治疗师用这样的核查来帮助来访者从受害者模式走出来，就会带给来访者积极正面的疗愈导向，来访者就会带着这种新的成长动力和改变意识一步一步走向疗愈。

第二，治疗师需要带着“积极正面导向”的意识，与来访者核查有多少时间活在过去。

存在－人本主义心理治疗特别强调“here and now”，也就是“此时此刻”，或者叫“活在当下”。我们发现，很多来访者常常活在过去，这也许与他过往的哀伤、创伤、未完成事件有关。但是，治疗师很重要的治疗目标，是要把来访者从过去带到当下。因此，首要的评估是来访者是否能够面对过往的哀伤或者创伤，以及未完成事件。如果能够面对，治疗师就需要用专业的哀伤或者创伤及其他治疗工具，帮助来访者处理丧失、哀伤、创伤事件，帮助来访者处理未完成事件，这样就会把来访者从过去带入现在，从而推动来访者用现在的眼睛看待过去的事件，用现在的心智与过去告别并做出相匹配和相适应的选择和改变，最大限度降低和避免来访者“退行”和“固着”。

第三，治疗师需要时刻觉察和把握来访者的能量水平，并注意转化来访者的负面能量。

当来访者常常活在受害者模式或者常常活在过去的时候，生命能量一般状态下都是低的，外在表现要么无精打采、萎靡不振，要么痛苦、焦虑、抑郁，甚至有的人会出现自残、自杀倾向。治疗师面对这样的来访者，需要用积极正面导向来提升来访者的生命能量。治疗师可以用以下提问来提升来访者的生命能量：

如果把你刚才所说的一切痛苦比喻成一道鸿沟的话，那么，这么多年，你是如何走过来的？

如果这个过程没有任何人帮助过你，或者你也不曾求助过任何人，那么，你是怎样扛过来的？

你在最艰难的时候，是什么样的力量支持你活到现在？

你承受过的最大压力是什么？

是什么样的动力让你没有放弃自己，没有放弃孩子，没有放弃家庭？

今天回头看看走到现在的你，你要对自己说些什么？做些什么？

如果从来没有人对你说过“我爱你”“我欣赏和认可你”，你今天可以对自己说吗？

如果从来没有人心疼过你、拥抱过你，你今天愿意拥抱一下自己吗？

治疗师运用这样的提问，就可以迅速把来访者的生命能量提升上来。

第四，治疗师在提问时，需要注意用积极正面导向提问的方式，而不带有消极负面的词汇。

萨提亚本人是特别讲究提问技术的。萨提亚在她的工作坊中的每一个提问都是考究的，而很重要的原因就是萨提亚几乎都是运用积极正面导向提问。

比如当来访者说到妈妈不爱他的时候，治疗师很容易问：“你刚才说，妈妈不爱你吗？”这样就会引发来访者对妈妈的一大堆抱怨。如果问“你希望有一个怎样的妈妈呢”，来访者就会迅速朝向积极正面导向做出回答。

再如，当来访者说到爸爸重男轻女，治疗师很容易问：“你可以说说爸爸为什么重男轻女吗？”这样就会勾起来访者多年的愤怒。如果问“你希望爸爸怎样对待你呢”，来访者就会把内心美好的希望描述出来，尽管有的时候会带着悲伤。

所以，萨提亚模式的提问技术是需要字斟句酌来进行练习的，每一个提问都需要有意识地带入积极正面导向。

第五，治疗师需要精准解读来访者的内在冰山，在来访者做出负面陈述时，要迅速将负面陈述背后的积极意义调动出来并进行冰山转化。

每一个人的内在都相当于一座冰山。治疗师的功力就是需要读懂来访者的冰山，并进行适时和恰当的转化。

比如无论来访者因为什么样的事件或者什么样的关系而来，都非常容易讲一大段故事。那么，治疗师在倾听的过程中，就需要迅速解读来访者所说的这一大段故事背后的冰山。在满足来访者倾诉的愿望后，可以迅速触及冰山中的感受。因此，可以问："当你讲了刚才这样一段话的时候，现在感觉怎么样？"很多来访者，特别是女性来访者会说"舒服多了""舒畅多了""畅快多了""轻松多了""终于有人听我说这么多"或者"终于松口气了"。但是，治疗师只须满足来访者的倾诉愿望吗？答案肯定是否定的。因此，治疗师仍然需要用冰山理论与来访者继续探索。治疗师可以继续问："当你感觉畅快了很多或者有人在倾听你说了这么多时，你在想什么？"这样就可以把来访者的想法引出来，或者来访者可以直接表达他的期待和渴望。所以，无论来访者用怎样的语言，说怎样的话，透露出怎样的语气，语言里有多少抱怨，表情中含有多少难过、悲伤，肢体语言中表达出怎样的害怕和恐惧，治疗师都可以用冰山理论深度解读来访者未被满足的期待和渴望，这样就可以把来访者负面的信息迅速转化为正面的成长历程。

第六，治疗师需要时刻为来访者赋能，让来访者觉察内在的力量和自我价值，从而可以更好地面对未来。

治疗师需要比来访者站得更高、看得更远、懂得更多。无论是在专业能力，还是在个人成长的完整度，都需要比来访者更懂来访者。因此，在治疗过程中，治疗师要善于抓取来访者任何一个成长点，并及时反馈给来访者，为来访者的成长赋能，提升来访者成长的力量，让来访者及时看到自我价值。

比如来访者如果常常活在受害者模式里，就会常常认为自己有多么悲惨，并列举一系列悲惨的事实让治疗师知道。如果治疗师用一些提问不停地核查来访者，就会增加来访者的觉察，并把来访者从受害者模式里解放出来。这些提问如下：

是什么样的动力，让你一次次地选择心理治疗或者走进每个工作坊？

这是否意味着，你开始学习爱自己了，想让自己获得更多的快乐？

当你每次重复过往的痛苦时，是否想告诉他人或者告诉自己，你不再选择压抑它而让它浮现出来，从而开始心疼自己和关爱自己了？

再比如有的来访者，特别是青少年，进入咨询室有时一言不发，治疗师几次发问都不能获得回答。新手治疗师就会着急或者不知所措。如果涉及家庭治疗的，在现场的父母就会更加着急，甚至催促青少年要回答治疗师的问题，可是青少年就是闭口不答。这时治疗师就需要懂得青少年心理发展规律和冰山历程，可以针对父母提供的相关信息进行评估，及时准确地讲出青少年的冰山，让青少年感受到治疗师更加懂得他不说话背后的压抑和烦躁、焦虑和抑郁情绪；懂得他当下的迷茫和纠结、沮丧和失望；懂得他既怕说了让父母受伤，又怕说不好让治疗师看低了想要高自尊的自己。因此，治疗师读懂来访者背后的冰山尤为重要。

第七，治疗师需要时刻把希望、爱、关注、重视、接纳、允许、尊重、信任带入治疗中，让来访者感受到安全和被信任，积极正面的转化才会水到渠成。

在萨提亚模式里，特别强调治疗师的能量状态，也就是治疗师的“一致性”。而来访者需要的就是治疗师要像太阳或者月亮一样，当受访者需要热量和光明的时候，治疗师就要像太阳一样把爱和希望、欣赏和力量植入来访者生命中，推动来访者成长和改变；当受访者需要接纳和允许的时候，治疗师就需要像月亮一样温静如水，陪伴、关注就很重要。所以，治疗师的存在就像宇宙能量一样，对来访者时刻都是一种积极的“动静结合”的力量推动。

四、专注在改变

萨提亚说，治疗的目标需要在以下五个部分让来访者获得改变。

1. 自我价值提升。当一个人自我价值提升，就意味着他的自信心越强，他就越有勇气改变自己的行为；对别人要求得越少，对自己就越信任；越相信自己和他人，就越愿意付出爱；对别人多一点儿爱意就会少一丝恐惧；与人多一点儿沟通就会增进多一分了解；对一个人了解得更深，他们之间的纽带和桥梁就会越宽；自信可以帮助其摆脱孤独，不再疏远他人、集体和我们的民族。

2. 沟通直接、清楚、明确、真诚。

3. 规则富有弹性又人性化，恰当而且可变。

4. 与社会系统是开放、充满希望的。

5. 富有选择性的。

改变的发生是萨提亚模式评估心理治疗效果的重要考量。萨提亚教导我们，在治疗过程中要时刻推动来访者走向改变。改变是来访者在内在发生的，同时带动外在改变的历程。内在的改变主要聚焦在冰山的历程上；外在的改变主要聚焦在关系的向好上。只要让来访者感受到爱和信任，改变就发生了。因此，提升来访者的自我价值，提升来访者的自尊，让来访者看到渴望被满足，改变就随之发生。只要来访者能够走向"一致性"，他的整个生命力就会发生全然的改变。

那么，治疗师如何推动来访者的改变呢？

第一，治疗师需要明确，改变是在转化中发生的。

萨提亚模式是转化式家庭治疗模式。所以，治疗师要时刻把转化带入治疗中。转化就是要在来访者的冰山层面进行转化。

治疗师发现来访者卡在应对姿态层面时，需要帮助来访者看到每个应对姿态背后隐藏的期待和渴望，而这些期待和渴望是来访者一直未被满足的生命能量。

治疗师发现来访者卡在负面和消极的感受层面时，需要把来访者的负面感受转化成积极正面的感受，也就是让来访者看到每一个负面感受所压抑的期待和渴望并尝试表达和实现，让来访者看到新的不同，并推动来访者在内在能量上的变化。这种转化相当于情绪疗愈。

治疗师发现来访者卡在非理性想法层面时，需要把来访者的非理性、僵化、固执的想法转化成理性、富有弹性、可操作的想法，并让来访者体验到这种转化带来的人性化感觉而非评判性。这种转化相当于认知的治疗，帮助来访者开启更多认知维度，打开认知空间。

治疗师发现来访者卡在期待和被期待层面时，需要帮助来访者核查对自己、对他人、他人对自己的期待，并确认这些期待的形成时间，以及对自己的影响，然后帮助来访者学习如何处理这些期待。看看哪些属于可实现的，哪些属于可放下的，哪些属于暂时不能实现，哪些属于可以搁置或者保留一段时间的，哪些属于可以替换掉的，哪些属于不愿意放下的，然后让来访者觉察处理后所带来的内在变化。

治疗师发现来访者卡在渴望层面的，需要带领来访者进入原生家庭进行探索转化，让来访者学习如何透过原生家庭看到自己未被满足的期待和渴望，学习提升自我价值、学习提升自尊水平、学习如何自我赋能、学习如何自己满足自己的渴望。一旦来访者能够学会自我赋能和自我满足，生命力状态迅速变得不同。

第二，治疗师需要带领来访者进行现场体验，以此核查改变是否落地。

当治疗师在认知层面帮助来访者明确了改变的路径，那么接下来就需要在治疗师的带领下，让来访者实现从“知道”到“做到”的改变发生。

这里可以分步骤实施：

1. 如果在治疗室，治疗师可以把自己分裂成两个人或者多个人，也就是，治疗师在做治疗师的同时，又把自己当成角色扮演者，来推动来访者的冰山各层次的改变。

比如治疗师可以用指责、讨好、说教、打岔四种应对姿态与来访者“带着角色”彼此切换互动训练。

第一轮练习。由治疗师“带着角色”做出指责、讨好、说教、打岔四种中的一种或者多种，看来访者反应。如果来访者仍然沿用过往习惯回应“带着角色”的治疗师，而没有进入冰山层次的转化，治疗师就需要回到治疗师的角色中及时给来访者反馈，然后再练习，直到来访者解除了自动化反应模式，学会了冰山转化。

第二轮练习。由治疗师“带着角色”作为被动的接受者，让来访者还原过往的应对模式，对治疗师所分裂的“角色”，也就是要么把治疗师当成妈妈，要么当成爸爸或者当成其他人来进行指责、讨好、说教、打岔四种中的一种或者多种互动，然后治疗师“带着角色”做出反应，增强来访者的觉察，直到来访者进入改变的历程，真正实现冰山层面的改变后，结束这一轮练习。

2. 如果在工作坊中，治疗师可以现场组成三人组或者六人组，通过角色扮演，让来访者选择最想沟通的关系中的人，从学员当中选出角色扮演者，然后进行互动训练，由小组的其他成员给予现场反馈，观察来访者是否学会了冰山层面的转化，直到学会为止。如果这样的现场体验式互动训练到位，会迅速推动来访者的改变，可以达到立竿见影的效果。

3. 布置家庭作业。要求来访者回到家里进行每周一次的互动练习。要么选择夫妻关系，要么选择亲子关系进行练习，然后形成书面文字，报告当次练习的体验及效果。

第三，如果来访者仍然很难实现冰山层面的转化，治疗师需要带领来访者回到家庭系统进行核查，从而推动改变。

我们前面讲过的第二大元素“系统性”，就是指冰山系统和家庭系统，两者是相辅相成的。如果来访者在运用冰山系统进行探索出现卡点，就需要到家庭系统中找原因；如果来访者在家庭系统的核查中不能深入，就需要运用冰山系统探索卡点。因此，治疗师带领来访者在两个系统进行交互核查，才能有效地推动来访者走向改变。

比如来访者在冰山系统的核查中说“我没有期待和渴望，只有失落、悲伤或者绝望，因为我的爸爸妈妈都做不到，他们既没文化也不懂心理学，你告诉他们也没有用”，那么如何推动来访者改变呢？

这时，治疗师就需要在理论上明晰，如果一个人在原生家庭的未被满足的期待和渴望不能获得满足，就需要从新家庭系统中或者个人冰山系统中获得新的满足或者自我满足。因此，治疗师可以用以下提问推动来访者改变：

你愿意把你这些来自原生家庭未被满足的期待和渴望告诉给你现在最亲最爱的人吗？

如果他们知道了，无论是你的配偶还是你的孩子，他们会满足你吗？

如果他们不懂得如何满足你的期待和渴望，你愿意用你学过的方法教给他们吗？

如果他们没有这个能力满足你的话，你愿意自己满足吗？

如果自己满足了自己，那些失落、悲伤和绝望还在吗？

现在回看一下原生家庭的父母，也许他们只把你带到了这个世界上，其他什么都没做，而你依然成长到现在，你感觉怎样？

你如何看待自己？

要不要为自己一路的成长、学习和改变而祝贺呢？

上述一连串的提问，就是带领来访者把冰山系统和原生家庭系统交叉起来运用到成长和改变当中，让来访者越来越明晰改变的过程。

第四，治疗师需要把改变的历程告诉来访者，让来访者知道改变的过程是波浪式和螺旋式的发展过程。

萨提亚关于改变的历程，有过非常清晰的论述。具体如下：

第一步，推动来访者改变的条件，是“现状的失衡”。

我们每个人都希望工作和生活平静如水，没有波澜。但人在成长过程中，时刻都在变化。这些变化，有的是有准备并可预期的，有的是瞬息万变，不给个人留有任何准备时间和空间的，有的几乎是超出个人所有认知的。比如有的父母对于进入青春期孩子的心理变化，感觉突如其来，来不及做任何准备。各种偏差行为的不断出现，各种情绪的一发不可收拾，让很多父母一头雾水，始料未及。再比如有的夫妻本来相处得好好的，突然有一天，一方发现另一方有外遇了，或者一方突然向另一方提出离婚，这就如同“五雷轰顶”，迅速导致“现状的失衡”。因此，当任何一种状态失衡时，每个人都会寻求改变，而这个改变就进入第二个阶段了。

第二步，外来因素的刺激。

当一个人陷入“现状的失衡”的状态时，都需要外来可供解决失衡状态的方式和方法介入。因此，无论是一本书、一堂课、一个老师、一句话，都会推动个体寻求解决方案。而这个新的刺激，就相当于打破了一个人惯有的思维模式，开启了一扇窗，带入一个新的思考和新的认知或者找到一种新的解决问题的路径，从而让一个人进入第三个阶段。

第三步，进入“混乱”。

一个人长期生活在熟悉的模式里，似乎就进入了安全港湾，十几年或者几十年都会一成不变地重复这样的安全模式。但是，很多人不知道的是，有时习惯化了的模式只是熟悉的模式，而不一定是恰当的模式。因此，当失衡发生时，一个新的解决方案或者一个新的认知，刚好会打破自己长期熟悉的、习惯化的模式。所以，就会让一个人陷入“混乱”模式。这就意味着，一个人不能再像以前那么想事情和做事情了，不能再用以前那种熟悉的方式和方法重复旧有的人际关系模式了，甚至，一些人认为都不能做以前的自己了。因此，每个人心中会升起疑惑和挣扎。“我要打破过往习惯化的熟悉模式吗？”“我愿意重建一个新的恰当而又不熟悉的模式吗？”“这个新的模式真的可以解决我的问题吗？”很多人思前想后、瞻前顾后的这段时间，就称为心理成长的“混乱”状态。所以，萨提亚教导我们，一旦发现有人开始“混乱”了，我们就要祝贺他，因为，这意味着“改变”马上就要发生了。

第四步，整合。

生命的动力是成长。当一个人发生失衡寻求新的解决方案的过程中，一定会出现不确定的“混乱”。但是，当新的改变因素介入的时候，打破和重建一个新的认知或者新的价值体系，就意味着改变的发生，这需要一个整合的过程。这就要允许一个人慢慢地接受和适应新的、更好的选择，慢慢地打破或者告别过去旧有的、习惯化的熟悉模式，慢慢地重建新的体系。这个过程，需要的是坚定和相信、耐心和恪守。当一段时间的内在整合后，内在的两股力量便不再打架、不再质疑、不再矛盾和冲突，新的重建方式和方法就可以替代过往旧的、不适宜的，或者僵化的，甚至不健康的模式了，整合即告结束。

第五步，练习与实践。

重建一个新的心理系统与打破一个旧有的过时系统，这一过程中一定需要不停地练习、练习再练习，实践、实践再实践。所以，练习和实践都是强化和加深的过程，也是检验和锚定的过程，直到个体充分相信这个新建的系统的确是具有建设性的，并且是健康向上、理性和弹性并重的系统时，改变就真的发生了。

第六步，改变。

因此，改变是一个波浪式前进、螺旋式上升的过程。对任何一个人来说，改变都不是轻而易举的，都是不确定性和确定性彼此挣扎、斗争、质疑的过程。所以，治疗师需要带着极大的耐心来等待，需要带着最大的信任来相信，需要带着最深的爱来陪伴来访者走过这个艰难的改变历程。只要坚定改变的信念，一切的改变都是有可能的。

五、运用自我

在萨提亚模式里，特别强调治疗师的双轨制成长对来访者的影响。所谓双轨制，是指治疗师一方面要在专业成长上够精够专，另一方面要在个人成长上对来访者起到示范和引领作用。因此，萨提亚所说的“运用自我”是指运用治疗师这个人的所有，既包括专业成长，又包括个人成长。用一句话概括，就是运用治疗师的“一致性”为来访者做咨询。

马来西亚心理学家林文采说，治疗师对于来访者来说就是“一帖药”。治疗师这个人本身就具有疗愈作用。说到这里，我就想到，萨提亚模式其实与中国文化里的中医一脉相承。每一个中医，对于患者来说，都是一帖药。中医的“望闻问切”说明，中医不但要运用中医专业来治病，还要用中医这个人的全部来与病人一起体验、一起感受、一起工作。

萨提亚在她的家庭治疗中，在“运用自我”这一元素上表现得非常充分具体。因此，萨提亚模式是对来访者“这个人”工作，而不是对来访者的“症状”工作；是用治疗师这个人来工作，而不是仅用治疗师掌握的各种理论和技术与来访者工作；是在来访者的“冰山系统”和“家庭系统”中工作，而不是针对来访者的“问题”工作。所以，萨提亚模式在疗愈效果上与其他流派存在很大的不同。“运用自我”体现在家庭治疗的始终。治疗师无时无刻不在影响着、推动着来访者的觉察和改变。

那么，治疗师如何应用“运用自我”这一元素呢？

第一，治疗师需要时刻“分裂自我”。

治疗师的“分裂自我”，是指治疗师在治疗进程中，需要时刻觉察来访者的内在历程，适时地基于投射和移情而不露声色地把自己分裂为来访者期待的一个或者多个角色。

比如来访者的议题是关于妈妈的。那么，在来访者的内在历程中，要么对“坏妈妈”的各种负面情绪或者各种非理性想法，从而压抑了太多未被满足的期待和渴望；要么对“好妈妈”的各种不舍，留恋，难忘，导致共生或者不想分离。那么，基于来访者对妈妈的这两种情感，在治疗过程中，治疗师非常容易引发来访者关于“坏妈妈”和“好妈妈”的投射。这时，治疗师就需要在精准评估后，分别把自己幻化成来访者需要的或者希望的“坏妈妈”或者“好妈妈”的角色，以此引发来访者充分表达过往压抑的生命能量，让来访者表达和释放内在冰山的各个层面，从而推动来访者觉察和改变。

同样，治疗师也可以把自己幻化成来访者投射的“好爸爸”“坏爸爸”“老师”“老板”“老公”等不同角色，以此推动来访者表达和疗愈。

第二，治疗师需要基于来访者的投射，帮助来访者实现未被满足的期待和渴望。

几乎每个来访者都是带着原生家庭的议题来见治疗师的。而在对治疗师的选择上，已经充满了各种投射。无论是先行了解治疗师的执业背景，还是在网上翻看治疗师的各种信息；无论是听人介绍，还是在某次会上或者个工作坊里接触过治疗师。总而言之，来访者都是带着各种投射来见治疗师的。而这些投射，无外乎来访者在童年期与重要他人相处的现实“影子”。而这些重要他人对于来访者来说，有的是清晰的，有的是模糊的；有的是喜欢的，有的是厌恶的；有的是想亲近的，有的是想远离的。但无论如何，对于来访者来说，都是内在历程的外在呈现。因此，治疗过程中，来访者会对治疗师抱有很多的期待。比如治疗师是否可以像爸爸一样对来访者表达欣赏和认可，治疗师是否可以像妈妈一样对来访者表达关怀和重视，治疗师是否可以像姐姐一样抚摸一下来访者的手，治疗师是否可以像爷爷一样抱抱来访者，治疗师是否可以像警察一样给予来访者内在力量，治疗师是否可以像老师一样对来访者表达接纳和鼓励，等等。这就需要治疗师在整个治疗过程中，基于投射的评估，恰如其分地运用自我分裂的角色和功能来满足来访者未被满足的期待和渴望。

第三，治疗师需要适时剥离来访者的“强迫性重复”。

“强迫性重复”一词来源于精神分析理论。意思是来访者常常把过往与父母的互动模式，无论是好的还是坏的，重复在新家庭的各种关系互动中，并自认为理所当然和顺理成章。当然，来访者有时也会把这种“强迫性重复”复制到与治疗师的咨访关系上。

比如来访者小的时候经常被父母打骂。父母常说“棍棒底下出孝子”“打你就是为了你将来有出息”。当来访者今天做了爸爸和妈妈，遇到自己的孩子不听话，特别是孩子在进入青春期出现所谓“叛逆”的行为时，来访者也会用同样的方式打骂自己的孩子，并认为这是爱孩子的表现。这就属于“强迫性重复”。

再比如来访者在亲密关系的互动中，常常用指责的语气与对方说话，而对方多次提出抗议，来访者非但不改，反而辩驳说：“我妈一辈子就是这样对我爸说话的，难道不正常吗？”而在关系互动中，像讨好、打岔、说教的互动模式常常会不经意地重复原生家庭的互动模式，这些也属于“强迫性重复”。

为此，治疗师要在治疗联盟足够稳固的情况下，适时带领来访者剥离这种“强迫性重复”模式，推动来访者用积极、健康的互动模式成长和改变。

第四，治疗师需要及时终止来访者的“移情性痊愈”。

“移情性痊愈”，也是精神分析流派的一个术语。意思是，来访者基于对治疗师的投射，每次见到治疗师，或者当治疗师满足了来访者某些期待和渴望时，来访者就感觉自己“痊愈”了；而来访者一旦离开治疗师，回到现实层面的检验时，又打回了原形，“旧病复发”。因此，我们常常看到很多学员一直追随某个老师连续不断地上他的课、约他的个案。而回到现实中，似乎没有发生任何实质性改变。我们把来访者的这些表现，可以归为“移情性痊愈”。那么，治疗师在这个过程中，就需要准确地评估，来访者是否对自己产生强烈的有关重要他人的投射和强烈的情感投注。如果有充分的“证据”证明来访者存在“移情性痊愈”，治疗师就需要及时增强来访者的觉察，迅速终止这种“假痊愈”现象。如果治疗师享受或者深陷其中，导致其他严重后果的，治疗师要么选择转介，要么寻求督导来解决。这也是考验治疗师专业学习、执业伦理及个人成长是否成熟的关键时刻。

第五，治疗师适时中断来访者“退行”和“固着”模式。

“退行”，也是来源于精神分析的一个术语，是指来访者常常在心理治疗的过程中把自己退回儿童期的心理状态而不自知；或者来访者明知退行而考验治疗师是否能够及时识别，以期获得治疗师的各种关注。比如有的来访者常常用婴儿的哭声来表达情绪，用奶声奶气的语调来描述事实。如果这是来访者的必要历程的呈现，属于正常现象。如果来访者一而再再而三地呈现这种状态，治疗师就需要适时进行“面质”，增强来访者的觉察，推动来访者的成长和改变。

"固着"，同样来源于精神分析，是指来访者常常把自己的心理成长停滞在要么"欢欣雀跃"、要么"苦大仇深"的两极状态。而来访者一旦在这样的两极状态中，要么呈现"唯我独尊"，要么呈现"唯我独惨"的全然自我。因此，这样的来访者常常会忽略"他人"和"情境"，表现出"我行我素"。来访者之所以"固着"于此，是其童年期的养育模式和生存环境所导致。"唯我独尊"的"固着"，来源于童年期父母的过度满足和过度宠溺，让来访者习惯了"皇帝"和"公主"的心理优势，从而不想从"万般宠爱"中长大；"唯我独惨"的"固着"，来源于童年期父母的过度忽略或者成长中的重大灾难，或者重大丧失，或者重大创伤，让来访者在极度苦难、艰难和挫折中长大，内心极度痛苦，从而只习惯"受苦"，不习惯"享福"。两者都属于幼稚化了的心智模式。因此，治疗师要适时增强来访者的觉察，及时指出这两种"固着"模式，从而推动来访者的成长和改变。

第六，治疗师需要时刻为来访者示范"一致性"沟通。

萨提亚创造了"一致性"的沟通模式，这是在人际互动中考量一个人社会化程度和心智化成熟度的非常重要的标志。

"一致性"，在萨提亚模式里，特别强调"自我、他人、情境"三部分的彼此关注、彼此契合、彼此协调。

萨提亚曾经用"自我和谐、人际和睦、世界和平"（Peace within, Peace between, Peace among）来概括这三个部分。

那么，治疗师在治疗过程中，就需要带领来访者不断地增强对"一致性"沟通的学习和练习，不断给来访者做示范，不断为来访者进行反馈。

比如如果来访者常常忽略他人和情境，很有可能在更多时候表现出指责和说教的沟通模式；如果来访者常常忽略自己，就会表现出讨好的模式；如果来访者常常忽略情境，就会表现出回避和打岔的模式。因此，治疗师要一步一步带领来访者慢慢掌握和熟悉运用“一致性”沟通，直到来访者可以兼顾“自我、他人和情境”这三个部分时，才可以真正做到推动来访者在人际关系中的成长和改变。

第七，治疗师需要带领和引领来访者共同完成自我成长。

“运用自我”这一元素，需要治疗师增强自我觉察。觉察自己在心理治疗过程中的冰山状态是否稳定，冰山的各个层面是否失联。一旦失联，就会影响治疗师的“一致性”状态。当治疗师在“一致性”状态为来访者做咨询时，治疗师就可以随时运用自己的生命力来与来访者建立联结，并带领来访者进行核查、澄清、确认、锚定。来访者就会越发感受到被接纳、被允许、被尊重、被关怀、被爱，就会越来越安全、越来越信任、越来越敞开。

所以，治疗师如果觉察到自己存在不在“一致性”的状态，就需要核查自己是否被来访者的议题卡住了，然后暂时打包搁置，通过请求督导或者自我成长完成自我的内在疗愈。与此同时，治疗师也需要时刻觉察自己是否将批判性、评判性、是非性的价值取向带给来访者，进而引发来访者的防御和阻抗。

有人说，治疗师容易成为拯救者，容易患上“助人病”。这也是包括精神分析在内的其他流派治疗师所担心或者质疑的一个现象，或者是一种诟病。但是，萨提亚说，治疗师需要用你的火柴点燃来访者内心的蜡烛，从而再让来访者的火柴点燃其他人，从而照亮整个世界。这就说明治疗师不需要成为“拯救者”，也不需要为了拯救他人而患上“助人病”，只是用他的生命影响更多人的生命，用他的生命之光照亮更多在黑暗中寻求光明的生命，就完成了萨提亚模式治疗师的任务和使命。因此，治疗师对来访者的成长驱动是非常重要的。

第六章

萨提亚家庭治疗核心理念的解读与应用

萨提亚在她的家庭治疗理论体系中，除了把“四大治疗目标”和“五大治疗元素”作为清晰的治疗方向和实现手段外，还提出了22条非常重要的家庭治疗理念，作为任何一个治疗师的疗愈指南，并以此深入了解人性、了解家庭、了解不同文化和成长背景下的任何一个来访者。这22条家庭治疗理念，不但是萨提亚基于多年的专业学习和临床经验的丰富总结，也是萨提亚基于对人性的深邃洞察和对家庭的了如指掌所形成的人生智慧。因此，这22条核心治疗理念（其中有2条是可以合并的，下文我将以20条进行叙述），是每个治疗师进行心理治疗和家庭治疗的指路明灯，是贯穿每个治疗师专业发展全过程的重要指引。因此，深入解读并精准应用这些治疗理念，显得尤为重要。

一、改变是可能的

这条理念，蕴含了以下基本含义：

改变是一个人的成长性需求。每个人的内心都是向善、向往美好、向往快乐、向往和谐、向往幸福的。

每个人在成长过程中都是被父母用各种方式养育着、塑造着、影响着和改变着。父母在塑造、影响、改变孩子的过程中，让孩子形成了习惯化应对模式。孩子在习惯化应对模式中，自然压抑了很多痛苦、愤怒、焦虑、烦躁、抑郁等情绪。当这些负面情绪进入自动化反应模式时，外在的改变就变得有限和困难。比如我们常常看到一些人总是被各种负面情绪搅扰着，或者总是带着消极情绪说话和做事，要么满腹怨气，要么习惯指责，要么常常黑脸，要么总是唉声叹气，而这种情况似乎已经变成了常态。因此，当他们熟悉这样的模式后，就很少能够对自己有觉察，即使有觉察，改变起来也是困难或者缓慢的。但是，痛苦和成长会推动一个人改变。改变即使有很多对未知的不确定，但成长的动力也会推动着改变的发生。改变意味着需要打破过往不健康模式，重建新的健康模式。改变呼唤被爱。叔本华说，当一个人感受到被爱的时候，瞬间即成为永恒。

那么，治疗师如何把这条理念应用到治疗当中去呢?

首先，这条理念告诉治疗师，无论在何时何地，无论遇到怎样的来访者，无论来访者发生什么样的生命故事，治疗师都要坚信“改变总是有可能的”。而这个改变就是向好、向善、向上、向真、向美，这是生命的原动力。

其次，在为来访者做咨询之初，很多来访者自然会认为“只要别人改变了，我就好了”“我今天的痛苦都是别人引发的”“不是谁有问题谁才改变吗”“为什么我要先改变而不是他人呢”。因此，来访者往往用外归因来防御改变。所以，治疗师要从改变来访者的认知入手，也就是要把来访者上述这些改变的外归因引到内归因上来，也就是从自我改变开始。因此，推动来访者内在的改变是非常重要的前提。

最后，治疗师需要把改变的历程带入来访者的成长进程中。在上一章中，我们谈到了改变的历程，这就需要治疗师把改变历程的每一个步骤，详细地讲给来访者，让来访者知道改变是怎样发生的，人为什么要改变，改变会经历什么，改变会遇到怎样的困难，以及改变会带来的好处，这样，来访者就会从中看到希望，看到更多可能性。

萨提亚说，外在的改变非常有限，是指任何一个人想改变自动化求生存反应模式是非常困难的。

每个人在 18 岁前的原生家庭的养育和成长经历中，都会习得一系列自动化反应模式或者求生存能力。很多人为了保护自己，就建立起了一个或者多个防御机制，把自己用层层盔甲武装起来，便形成了四种自动化反应下的应对模式。我们在冰山理论的学习中了解到，有的人要么学会了指责，要么学会了讨好，要么学会了说教，要么学会了打岔。然后他们在社会化成长过程中，便会把这四种应对姿态熟练地应用到各种人际互动上，包括夫妻关系和亲子关系。因此，想要改变一个人的这些自动化反应模式，是困难和有限的。但当一个人开始感觉出现沟通困难和关系障碍时，就是思考改变的时候了。

萨提亚说外在的改变非常有限，又指一个人要想马上改变熟悉的语气、语调、语速及自动化的情绪反应，也是非常困难的。因为这部分也是一个人在求生存过程中练就的、熟悉又熟练的自动化反应模式。因此，让一个说话快的人突然慢下来，或者让一个说话慢的人突然快起来，以及让一个经常抱怨指责的人一下子变得心平气和起来，让一个经常讨好自卑的人突然变得有力量自信起来，让一个常常说教的人迅速和缓下来，让一个经常打岔的人迅速变得严肃正经起来，绝不是一朝一夕即可实现的。治疗师在应用这条理念时，需要带领来访者先觉察过往熟悉的模式，再一点儿一点儿推动内在的改变。

那么，内在的改变要从哪里入手呢？如何让内在的改变成为可能呢？

第一，改变来访者的任何一个信念系统是可能的。

比如来访者常常外归因，认为他人改变或者改变他人才是前提。这是来访者的一个非理性的信念。如果治疗师让来访者看到，自己是自己生命的主人，自己的快乐和幸福是由自己而不是由他人主宰和掌控的，来访者的信念系统也许就会产生改变，由此就会由外归因而转到内归因上来。

比如我最近接待了一个妈妈。她有两个小孩，大的是儿子，小的是女儿。儿子 11 岁，刚好进入了青春期，表现出不愿意写作业，不听妈妈话。妈妈受不了儿子的种种逆反和对抗，甚至有的时候母子两个人开始对打，导致妈妈情绪越来越不好，近一个月来严重焦虑和失眠。当我通过搜集相关信息了解到，妈妈在青春期时也被她的妈妈严格管束、严格控制并希望她永远是“乖乖女”时，我问她，你在青春期时，敢与你的妈妈说“不”吗？她没等我把话问完就迅速摇头并说：“那怎么可能？！”然后，我问她，你儿子今天在青春期的年龄对你说“不”，会不会让你感到愤怒？她说：“那当然了！”我接着问，你是否意识到，这个愤怒指向当年你像他那么大的时候只能对你妈妈选择服从而不敢说“不”的被压抑的愤怒呢？这个妈妈迅速低下头不说话了，不一会儿，眼泪簌簌落下，几分钟后说："是的，是的，我明白下一步怎么对待儿子了……"

第二，改变来访者的任何一个内在感受也是有可能的。

比如来访者常因他人而感到烦恼和痛苦。治疗师需要让来访者看到，情绪是属于自己的，感受也属于自己，每个人都需要为自己的感受负责，也许来访者迅速就可以追根溯源探索自己烦恼和痛苦的原因，从而看到痛苦和烦恼与自己的期待和渴望未被满足相关。如果降低一些期待、减少一些要求，情绪迅速就会好起来，内在感受也会迅速发生变化。

第三，改变来访者的任何一个期待也是有可能的。

很多来访者对自己、对他人都有很多期待，也常常会感受到他人带给自己的压力和要求。一旦这些期待不能获得满足或者满足对方，就会莫名其妙升起情绪。如果治疗师带领来访者核查自己对自己、自己对他人、他人对自己的诸多期待，就可以带领来访者对这些期待进行选择，哪些是可以降低或者消除的，哪些是可以拒绝和停止的，哪些是可以保留并能够容易实现和满足的，这样，也会给来访者的内在带来很多的轻松和喜悦。

第四，改变来访者的生命力状态也是有可能的。

很多来访者被过往的成长经历一直牵绊着，导致背负了很多不该自己背负的情绪，或者承受了许多不该自己承受的负担和压力，从而影响生命力的绽放。如果治疗师带领来访者看到关系中的界限，卸下不属于自己的包袱，相信每个人都可以为自己的成长负责，来访者的生命力状态会迅速发生变化。

所以，治疗师在应用这条理念时，要在来访者内在改变的治疗上下功夫，要从来访者的生命力入手，观察和反馈来访者的自我状态，给来访者带来成长性希望和动力，要让来访者体会到打破旧有模式和尝试重建新的模式给他带来的好处，要让来访者感受到被爱、被尊重、被接纳、被允许，来访者的自我价值就会被提升。

二、在任何特定的时间，父母都尽其所能做到最好

这条理念包含了如下含义：

爱孩子是父母的天性，也是生物和动物属性。

父母不因自己的贫穷而舍弃孩子；父母不因自己的知识少、能力差而不爱孩子；父母不因自己的身体不好，甚至身体残疾而抛弃孩子。

父母常常选择他们当时懂得的并且能做到的方式爱孩子。父母也自然把自己认为最好的给予孩子。

当然，每一个父母都是没有受过专业训练就开始做父母的，所以父母无论知识、时间、物质条件、能力、精力都是有限的。父母也都是不完美的。

父母也曾经是个孩子，有的父母也会带着尚未处理的童年创伤和痛苦来做父母，所以会带伤育子；有的父母也会形成大量的负面情绪，并带着这些情绪养孩子，甚至把孩子当成情绪垃圾桶。但是无论如何，都不影响父母的角色存在，也不影响父母爱孩子的心理。

那么，如何把这条理念应用到治疗中呢？

第一，这条理念主要教导治疗师如何带领来访者看待父

母的功能。

每一个孩子都希望获得父母的亲和爱。因此，孩子在小时候，特别是0～6岁期间能够感受到妈妈的“亲”和爸爸的“爱”是一件非常幸福的事情。孩子希望父母经常在家，给自己需要的陪伴和保护；孩子希望父母在自己过生日或者逢年过节的时刻给自己买生日蛋糕、吹生日蜡烛和买新衣服，从而获得关注和重视；孩子需要父母在自己遇到困难的时候给予鼓励和支持；孩子需要父母在自己取得成功的时候给予欣赏和认可；孩子也需要父母在自己无助和沮丧的时候给予力量和推动；孩子更需要自己做错事情或者失败和挫败时，父母给予理解和接纳；孩子特别希望看到父母有亲有爱，一家人其乐融融、幸福满满。因此，每个父母也有责任和义务来满足孩子这些内心的渴望。这是人类共同的渴望。

第二，带领来访者核查父母的功能是否存在缺位现象。

比如有的来访者说自己很小的时候就没有看到过爸爸。直到上小学的时候，爸爸才突然回来，于是对爸爸产生各种反感和拒绝。所以他认为爸爸不爱他。妈妈告诉他，爸爸不是不爱你，而是一直在外面做生意、赚钱养家才离开这么久。还有的来访者说自己很小的时候，妈妈就外出打工了，逢年过节偶尔回来一下，没过几天就又走了，自己一直跟着奶奶生活。直到现在也和妈妈不亲，心中也只有一个声音，妈妈不爱我。

所以，涉及父母在孩子很小的时候缺位的来访者，治疗师需要带领来访者核查其心中的重要他人是谁、是否存在重要他人，以及重要他人是否发挥了像父母一样亲和爱的功能。如果至今仍然感觉缺憾，可以带领来访者用角色扮演或者角色互换的形式进行探索和疗愈。

第三，带领来访者核查父母功能是否存在补位现象。

所谓补位，就是因为来访者在童年期基于各种原因父母一方丧失或者形式上缺失而导致由另一方父母补充发挥替代功能的情形。

比如有的来访者很小的时候，因为妈妈或者爸爸有一方去世了，所以就一直由妈妈或者爸爸一个人养到18岁。或者，有的来访者因为爸爸或者妈妈有一方是军人或者特殊职业，长期不在家，来访者也常常由父母一方养大。因此，在来访者的心中就形成了家里要么只有妈妈和我、要么只有爸爸和我的情形。这个单方养育的情形就不得不让单方的妈妈或者单方的爸爸补充发挥缺位一方的功能，也就是要么妈妈既当妈又当爸，要么爸爸既当爸又当妈。这就有可能导致来访者要么觉得爸爸替代妈妈这种补位不够，要么认为妈妈替代爸爸这种补位过多，从而导致发展不均衡的情况。而这两种情况都会在来访者心中形成一种声音，那就是“要是我妈妈或者我爸爸在就好了”。这就会让来访者形成“未完成事件”。因此，治疗师需要带领来访者看到当时爸爸妈妈的无奈、无助或者“竭尽全力”了。

第四，带领来访者核查父母功能是否存在越位的现象。

在很多家庭，我们会看到一种现象，就是这个家庭虽然有爸爸妈妈，形式上的父母角色都不缺，但似乎只是一个人说了算。而这个说了算的人往往是妈妈，也就是我们常说的“女人当家”的家庭。那么，落到孩子的养育上，妈妈常常表现出“权威”“强势”“霸道”“一手遮天”“说一不二”的情况。这对于很多孩子来说，小的时候也许会自然接受。但当孩子慢慢长大以后，孩子心中就开始“不服”，认为该爸爸发挥的功能为什么都让妈妈抢去了？所以，很多来访者会对爸爸有更多的期待而对妈妈有更多的抱怨。因此，治疗师要带领来访者看父母功能的平衡，如果是一种互补式的越位，对孩子的养育就是健康的；如果是竞争式的越位，可能就会导致来访者在人际关系的发展中出现新的失衡。但无论如何，任何一方的越位，从父母的角度也许都是为了孩子更好，所以，治疗师要运用积极正面导向来看父母关系中的“失落”与“平衡”。

第五，带领来访者核查父母是否存在打骂现象。

很多来访者常常抱怨小时候常常被父母打骂，并且历历在目，至今伤痛无比。甚至有的来访者至今都不想原谅父母过去的打骂，导致对父母有很多的怨恨。那么，治疗师需要帮助来访者厘清，这些打骂中哪些属于创伤，哪些属于不公平对待，哪些属于严苛严管，哪些属于把来访者当成情绪垃圾桶的情况，然后根据不同情况进行处理。如果涉及创伤的，就需要用创伤疗愈的方式进行处理；如果属于其他方面，就需要让来访者看清父母这些打骂背后的意图，然后用角色互换的技术增强来访者的觉察，体验父母当时的无知和有限。

第六，带领来访者探索父母的原生家庭。

每个父母都是从孩子一步一步成长起来做父母的。孩子对父母的期待，要么是完整无缺的，要么是完美无瑕的。但是，如果一个父母小的时候也遭遇了像来访者一样被他父母打骂、虐待、送养或者遗弃等对待，今天，这样的父母就会一直带着各种伤来养育孩子。所以，很多父母会不经意地把自己过去的遭遇所带来的心理创伤复制到孩子身上，从而让两代人都在重复过去的模式。因此，治疗师需要雕塑来访者父母原生家庭的三角关系，增加来访者对父母的了解和觉察，引领来访者体验父母过往的有限，增加对父母的理解，推动来访者接纳有限的和不完美的父母，帮助来访者放下对父母的期待和渴望，提升来访者的自我价值，把关怀和爱带入与父母的关系中。

三、我们所有人都拥有让自己成功应对一切和成长所需的内部资源

这条理念是教导治疗师要相信生命成长的内在力量。

一粒种子，无论你把它放在悬崖峭壁，还是丢在钢筋水泥中，它都会尽情绽放它的生命力。

人也一样，每个人都有成长性动力和资源推动他成长。

萨提亚说，你就是一个奇迹，所有人都是一个奇迹。

生命的动力就是勇往直前、朝上成长。这是生命本身不可逆转的驱动。

现实中，我们看到不同的生命力呈现不同的样态。有的鲜活，有的枯萎；有的蓬勃，有的打蔫；有的绽放，有的衰败。这些都与是否看到自己成长中的内在资源有关。

当一个人的心理营养充足时，他就有能力应对外在所发生的一切。

当一个人的心理营养匮乏时，就导致其成长受阻，自我价值感变低，生命能量变弱。

一个人之所以心理营养匮乏，是因为这些成长性动力和

资源在成长过程中被压抑，导致他们认为，他们失去了成长中的重要他人，成了无依无靠的人；他们也失去了自我，失去了爱、信任、力量、勇气、接纳、欣赏、认可等。这就需要治疗师帮助激活。

那么，这条理念在治疗中如何应用呢？

第一，治疗师需要帮助来访者核查其生命力状态。

一个人的生命力状态，就是我们常说的“精、气、神”。而一个人的“精、气、神”如果表现在一个人的外在，常常包括他的表情好坏、气色明淡、声音高低、眼神亮暗、反应快慢、兴趣多寡、语气柔刚等。因此，当一个来访者呈现在治疗师面前时，治疗师需要像镜子一样把来访者的状态反馈给来访者，以此增强来访者对自我生命力的觉察。同时了解来访者饮食、睡眠状况，以及生活和工作的周期状态，这样就可以帮助来访者评估其当下的生命力状态。

第二，治疗师协助来访者梳理成长历程。

当一个人生命力低下的时候，很容易关闭感官通道。最重要的是容易关闭心门，以致不愿意讲话、不想讲话甚至不讲话。这时就需要治疗师帮助来访者逐渐打开心门，开启来访者成长历程的回顾；需要治疗师带着极大的耐心和陪伴的生命能量帮助来访者一步一步探索，这一过程中切忌着急和催促。治疗师可以通过一系列提问帮助来访者回顾成长历程。

可以讲讲你是如何长大的吗？

你和谁最亲呢？

谁会像妈妈或者爸爸一样照顾你呢？

你是怎样一步一步长大的？

你是怎样从一个小孩子的童年期成长到现在的？

你经历过怎样的困难或者苦难？有谁知道你这些痛苦和挣扎？

这些提问，就会让来访者感受到治疗师是作为一个最好的倾听者来听来访者的成长故事，来访者就可以在治疗师的陪伴下倾诉过往所有的难过、痛苦、悲伤、无助、害怕、恐惧，甚至愤怒。宣泄的过程就是一种释放和疗愈。

治疗师由此可以评估来访者是否存在重要他人，是否存在未完成事件，是否存在未被满足的期待和渴望。

第三，治疗师帮助来访者寻找其成长的动力和资源。

当治疗师与来访者充分建立联结时，治疗师可以用“影响轮”这个访谈工具与来访者共同寻找其成长的资源和动力。

萨提亚提供的“影响轮”这个治疗工具，可以帮助来访者深入挖掘成长的资源和宝藏。

这是一个帮助来访者核查18岁前成长经历的工具。既可以核查来访者在18岁前对自己产生影响的人，也可以核查18岁前影响自己的事件；既可以核查对自己产生积极影响的任何事，又可以核查对自己产生负面和消极影响的关系和行为，然后帮助来访者看到在所有影响中所蕴含的成长资源和宝藏。

“影响轮”的应用可以分为如下16个步骤：

1. 请来访者准备一张A4纸和笔。

2. 先在A4纸的中心画上一个圆，里面写上“我”。

3. 再在这个圆内从上到下画一条竖线把“圆”分成两半，一半写上18岁前，一半写上18岁后。

4. 分别在18岁前和18岁后的半圆内给“我”写出3～6

个形容词，可以选择3个积极正面的、3个消极负面的。

5. 然后在“我”这个圆的四周画出18岁前对自己产生影响的人、事、物等不同的“圆”，每一个人或者每一个事件或者每一件物品都是一个独立的“圆”，只要是对自己影响深刻的人、事、物，无论是好的影响还是坏的影响，都可以画出来，不限数量。

6. 在每一个人的“圆”内，标注称谓，比如妈妈、爸爸、爷爷、奶奶、外公、外婆、老师、同学、邻居、叔叔、伯伯、姨妈、哥哥、姐姐等。

7. 在每一个事的“圆”内，标注内容，比如上幼儿园、被打、被羞辱、父母离婚、妈妈去世、爸爸车祸、住校、辍学、转学、离家出走、被霸凌、被性侵、中考失利、高考落榜、考上大学、恋爱等。

8. 在每一个物的“圆”内，标注名称，比如书、日记、书包、电脑、手机、照片、相册、小说、电影、动漫、歌曲等。

9. 在每一个人、事、物的“圆”中分别写上对自己有影响的3～6个形容词，可以写正向的，也可以写负向的。

10. 在每一个“圆”上标注当时自己的年龄。

11. 用关系线把每一个人、事、物的“圆”与“我”的“圆”连在一起。关系线分别用“━”代表“好的关系”；用“—”代表一般关系，意思是说不上好也说不上不好的关系；用“≈”代表坏的或者恶劣的关系；用“┄”代表疏离或者被忽略的关系。这样就会把“我”的“圆”与外圈的各个“圆”形成一个“轮”的图形，由此构成了来访者18岁前成长的背景和环境及其所带来的影响。

12. 治疗师带领来访者进入一段冥想，让来访者闭上眼睛体验刚才画每一个“圆”时的内在感受，来访者只要体验过程，不需要用语言表达出来；治疗师只负责陪伴，不需要任何介入。

13. 治疗师根据来访者画出的“影响轮”进行访谈。访谈顺序，可以征求来访者的意见，一般可以从积极正面的那一“轮”进行访谈；再转向消极负面的一“轮”进行访谈。访谈中，让来访者充分地倾诉和宣泄，治疗师需要专注地倾听和陪伴。

14. 治疗师陪伴来访者对每一个负向的“轮”进行转化，从而带领和帮助来访者挖掘成长的正向资源，让来访者看到成长的动力和生命的顽强。

比如治疗师可以用以下提问：

在没有任何人可以帮助你的情况下，是什么样的力量让你坚持到现在？

你是怎样跨过一个又一个最艰难的时刻？

你是怎样承受一个又一个成长的压力？

在你走投无路的时候，是什么样的信念在支撑着你？

你为什么没有选择放弃自己？

如果今天回看过去的自己，无论他多少岁，你最想对自己说什么？

你认为自己拥有怎样的能力和品质？

看到过去的自己，你会像妈妈一样拥抱他吗？

你会像爸爸一样对他表达欣赏和赞美吗？

如果未来还存在不确定的困难和压力，你会担心和害怕吗？

现在告诉我，你是个怎样的人？你足够好吗？

感受一下你现在的身体，跟第一次来的时候有怎样的不同。

能否从今天起，每天把过去的自己当成一个婴儿，去拥抱他、欣赏他、陪伴他、鼓励他、信任他？

一旦把这个作业当成习惯，想想看，一个月或者三个月后，你会发生什么。

当你看到自己生命绽放的时刻，你会邀请你想邀请的人一起庆祝吗？

因此，治疗师通过这一系列的提问，就会使来访者内在所有的成长资源和动力，全然地浮现出来，进而推动来访者的成长，绽放来访者全部鲜活的生命力。

15. 治疗师帮助来访者进行生命能量的整合，同样需要运用冥想的方式，让来访者闭上眼睛，再一次回看自己画出的这张“影响轮”，一轮一轮地看，当发现和看到自己在每一轮的成长资源时，重新体验一下内在，感受一下与之前有怎样的不同。来访者可以在治疗师的引导下逐一说出自己不同的感受，再次告诉治疗师和告诉自己，今天的“我”是个怎样的人，与 18 岁前的“我”有怎样的不同和更新，身体的感觉，包括细胞的感觉又有怎样的变化，可以逐一写出来。当治疗师发现来访者的生命能量发生变化时，可以让来访者睁开眼睛把刚才在冥想整合中的所有美好的发现和体验，更新在“我”的形容词上，并再一次锚定此时此刻的不同。然后，请来访者分享整个过程和历程的体验。

16. 治疗师在运用“影响轮”进行访谈时，还要特别关注来访者在过往的成长中有哪些人、事、物对自己形成了重要的、正面的、积极的影响。比如是哪些人形成了今天的健康人格，有哪些事情影响了今天的价值观和人生观，有哪些事物帮助自己珍藏了过去发生的美好回忆或者让自己寄托了哪些美好的情感。这对来访者今天如何看待自己非常重要。

四、我们拥有很多选择，特别是在对压力而不是对情境做出反应的时候

萨提亚这条治疗理念是教导治疗师在治疗过程中，如何引导来访者面对压力做出选择。

萨提亚的“四大治疗目标”之一就是如何拥有更多更好的选择。因此，选择对于一个人来说是成长性需要和成长性目标。

绝大多数人在遇到压力和冲突时，习惯性的反应就是应对。简单地说，就是一个人在遇到压力、遇到冲突、发生矛盾时，要么习惯了互撑，要么怨天尤人，要么推卸责任，要么指桑骂槐，要么一走了之，要么忍气吞声，要么激烈争吵，要么大打出手。而这些都属于无效应对模式，不但不能解决冲突和矛盾，反而使压力和矛盾升级，愈演愈烈。萨提亚告诉我们，当一个人常常出现上述这些应对的时候，表明这个人还处在求生存模式。

所谓求生存模式，意味着这个人还没有从心理贫穷的状态中走出来，而无论这个人当下拥有多少财富、占有多少资产，也无论这个人拥有怎样的社会地位和社会影响力，遇到压力和矛盾冲突时，都不会好好说话或者有话不能好好说。我们

过去常常听到“穷急饿吵”这句话。意思是，一个人在贫穷的时候，在饿得吃不上饭的时候，要么急眼发脾气，要么争吵不休。这就是典型的求生存模式。

马斯洛的“需求层次理论”告诉我们，只有跨越了求生存，人的内心才感受到安全，然后才能慢慢去感受爱和表达爱，只有到达这个心理层次的时候，人才能够心理脱贫，才能有话好好说，而不活在应对里。到达了这个心理发展层次，伴随着成长需求的“选择”便成为健康的成长方式了。

那么，治疗师如何带领来访者进行“选择”而不是“应对”呢？

第一，治疗师需要与来访者核查当下的安全感是否足够。

如果一个人处在求生存状态时，往往表现出内心的安全感不足。

安全感不足的人，在男性和女性的性别差异上会有不同的表现。男人安全感不足的时候，更多的时候会在乎金钱和权位，在乎面子和来自别人的看法和评价。因此，男人会把拼命地赚钱、创造更多的财富、编织自己的社会影响力，以及让自己越来越受到瞩目当作提升安全感的首要目标。而女人在安全感不足的时候，更多地在乎是否拥有一个稳定的关系和稳定的家。因此，女人往往更在乎房子和夫妻关系及亲子关系。当然，金钱对于女人来说也是安全感是否缺乏的重要指标。

因此，治疗师可以通过下列提问与来访者核查内在的安全感是否足够：

在你的生命中，你最在乎的是什么？

是什么让你感受到内心安全呢？

你对金钱的看法是什么？

你希望拥有很高的社会地位和社会影响力吗？

如果你拥有了很多财富和很高的社会影响力，会让你实现什么？

你如何看待家庭？

家庭对于你来说有多重要？

你如何看待夫妻关系？

夫妻关系对于你来说有多重要？

你会关注自己的健康吗？

如果家庭和事业、健康和发展出现冲突时，你会选择什么？

这样就可以核查出来访者内心所处的心理位置，从而可以评估来访者更多地活在应对里还是可以从应对走向选择。

第二，治疗师需要增强来访者的觉察，使其明白自己有多少时间活在应对里。

前面谈及过，有70%的人常常活在应对里。也就是在人群中，10个人中就会有7个人活在“有话不能好好说”的状态。

一旦一个人常常“有话不能好好说”，说明这个人很多时候活在过去熟悉的模式里。这就意味着，过往的生存模式和成长背景让他对原生家庭历历在目。要么是父母常常吵架，要么是家庭过度贫困，要么是自己极度卑微，都会让一个人一直活在求生存的模式里而不能自拔。

面对这样的来访者，治疗师可以通过如下提问来核查：

你是否关注到你说话的语气或者语调？

当很生气时，你会想起谁？

当发脾气的时候，你希望的是什么？

你过去常常被要求或者被控制吗？

你是否留意，你说话的方式是从哪里学来的？

你用回避和逃避来应对压力，是习惯了吗？

在你的原生家庭里，有人常常用这样的方式应对压力吗？

你在面对冲突时选择委曲求全，有过往的影子吗？

你是否表达过你的需要和感受呢？

有谁会听你表达需要吗？

治疗师通过这些提问就可以帮助来访者觉察他的“应对”是如何发生和延续的，进而推动来访者改变。

第三，治疗师需要带领并示范来访者如何进行“选择”。

如果一个来访者自动化活在“应对”里，那么从“应对”到“选择”需要一个过程。而且这个过程也很漫长，除非来访者带有持续改变的动力和坚持不懈的练习，才能加快改变的进程。因此，治疗师的示范和推动必不可少。

比如治疗师可以通过下列提问来进行训练：

你愿意尝试改变一下语气语调说话吗？

比如先讲出你的感受，看看会怎样。

如果用“我现在有些生气”这句话先讲出来，感觉会有不同吗？

如果你尝试先表达你的想法会怎样？

尝试一下说“我的想法是……”，感觉有什么不同？

如果先表达你的需要和期待，再加上“可以吗”这样的字眼会怎样？

试着说：“我希望你把这件事做到这个标准上，你看怎么样？”

体验一下刚才这样表达期待时的心理感受会有什么不同。

尝试说“我爱你，我需要你的支持，我需要你的认可”，看看会发生什么。

再试着说“我不喜欢你的语气不代表我不爱你”，对于你来说容易吗？

再试着说“我暂时做不到你所要求的，请给我一些时间”，感受一下内在的变化。

治疗师如果带领来访者进行多次练习并反馈，来访者就会从“应对”中解放出来，从而学会了“选择”。因此，治疗师需要帮助来访者呈现压力下的应对姿态；帮助来访者觉察不同应对姿态带给他的内在体验；帮助来访者厘清哪些是来访者的选择，哪些是来访者的应对，哪些是来访者的反应，哪些是来访者的回应；帮助来访者看到更多选择的可能性，以及带给他的好处；帮助来访者看到选择背后是需要自我负责的；帮助来访者看到为选择负责所呈现的生命能量和生命价值及生命意义。

五、治疗需要关注健康和可能性，而不是病理学的方面

这是萨提亚非常突出的治疗理念之一，也是最能够凸显萨提亚存在 - 人本主义的重要体现。

萨提亚说，当我们开始帮助他人时，就必须对人类的灵魂带有深深的欣赏。

因此，在萨提亚模式里，萨提亚强调对人工作，而不是对症状工作。萨提亚坚定地相信每个人都有成长的动力，每个人都有改变的可能，只是要看治疗师如何激活这个生命。对症状工作是病理走向，是把来访者真正当成病人或者当成问题，而使治疗师先入为主，主观全然认为来访者就是病人，就是有问题才来求助的，因此，会使治疗师带有强烈的主观色彩和主观评判，这样就会忽略人的成长和人的改变可能。

从精神分析的理论看，有的来访者是希望通过症状或者制造问题，或者把自己塑造成病人来获益。

萨提亚本人当初也是以精神分析取向为执业背景的。在她执业初期就发现了这个问题，于是她大胆地引入了病人的家人进行家庭互动，并从家庭系统中评估来访者的症状和问题，从而开创了体验式家庭治疗的先河。因此，症状是对家庭功能失调的应对。症状背后隐藏着对关系的渴望，对爱的渴望，对尊重的渴望，对信任的渴望。

当健康的部分被激活并有实现的可能性时，症状就从此消失。当一个人首先被看到健康积极的部分时，他的全人的概念就会发展出来，进而会成长为一个完整的人。健康部分的关注会迅速推动改变，会迅速提升一个人的自尊和自我价值。

那么，治疗师如何应用这条治疗理念呢？

第一，治疗师需要带领来访者核查“症状”或者“问题”形成的原因。

任何一个症状都不是空穴来风，都有其形成的根源。

如果治疗师有相应的医学背景，可以从来访者的神经发育、生物因素进行相关的专业探索；如果治疗师没有医学或者精神医学背景，可以直接运用萨提亚模式进行社会环境因素的探索，也就是帮助来访者探索原生家庭系统和内在冰山系统。

治疗师可以用以下提问帮助来访者核查：

你的“症状”是什么时候出现的？

出现的时候发生了什么？

当初的“症状”表现是什么？

这个“症状”持续多长时间了？

“症状”发生时有谁知道吗？或者你告诉过谁呢？

当“症状”发生的时候，你内心的感受是什么？

你如何看待这个“症状”呢？

如果“症状”会说话，它会告诉你什么呢？

今天你最希望的是什么？

如果治疗师这样提问就会把“症状”的病理部分转向社会影响因素，也就是进入家庭系统和冰山系统进行评估，进而会使来访者的认知从病理关注转向人文关怀。

第二，治疗师需要带领来访者核查“症状”背后的隐藏信息。

现实生活中，我们看到很多人会通过“症状”获益。无论是青少年还是成年人，无论是女性还是男性，无论是老人还是儿童，都存在“症状”获益的可能性。因此，治疗师需要与来访者核查“症状”背后的隐藏信息。这些信息包括如下内容：

青少年有时是想通过“症状”和“问题”，不想让自己接受各种竞赛、考试的压力或者失败和挫败而让自己的自尊受损。比如用抑郁、厌学、逃学、睡不醒等各种偏差行为来对抗上学和考试、比赛和竞赛。

儿童有时是通过“症状”来获得父母的关注和重视。比如用多动、抽动、眨眼睛、发烧、拉肚子、偷父母钱等方式来引起父母的关注。

成年女性有时通过生病来获得配偶的关注。

成年男性有时通过酒瘾、毒瘾、赌瘾来推卸责任，比如不想负家庭责任，不想负成长责任，从而不工作、不学习、不努力、不上进而进入“躺平”状态。

空巢老人有时也会通过生病来获得子女的关注。

还有一些存在“共生”关系而不能实现心理分离的人，无论是孩子还是成人，也会制造一些“症状”或者“问题”，而让自己持续“共生”，不想“心理分离”。

因此，治疗师就需要用冰山提问来获取“症状”背后的隐藏信息。

你希望自己快快好起来吗？

如果快快好起来，你会感觉怎样？

如果快快好起来，你想做的第一件事是什么？

你服用了这些药，效果怎么样？会感觉好一些吗？

你知道在人的防御系统中有时会通过“生病”或者“症状”或者“问题”来保护自己吗？

如果在你的关系中，或者在你的家庭中，彼此充满关怀、有爱、相互信任、相互欣赏、相互支持、相互接纳和包容、理解和尊重，对你的“症状”缓解或者“问题”解决有帮助吗？

治疗师通过上述提问，如果从来访者这里获得模糊的、打岔的、绕来绕去的回答，一般情况下意味着来访者想通过“症状”获益，而不想为自己的成长负责。这就需要治疗师通过“面质”技术增强来访者的觉察，直到来访者突然在某一时醒悟，改变就发生了。

第三，治疗师需要带领来访者锚定“四大治疗目标”和聚焦在“冰山”的期待和渴望层进行正面积极的关注。

如果来访者不是想通过“症状”“疾病”“问题”获益的话，治疗师就需要把积极、健康的成长方向带给来访者。

治疗师需要时刻看到来访者内在的成长资源和动力，不断提升来访者的自我价值；治疗师需要时刻推动来访者做出更多更好的选择，以及能够为选择负责。治疗师在这一过程中需要不断引领和示范，让来访者更多地看到自己未被满足的期待和渴望，看到实现未被满足的期待和渴望的可能性，看到自我成长和自我满足的动力和现实可能。同时通过现场训练来强化来访者的体验。

所以，治疗师需要先揭掉来访者“被症状”的标签，也就是揭掉来访者被贴上的“你很笨”“你就是什么也学不会，什么也做不好”“你就是病人”“你这个病不会好”“你就是有问题”这样的标签。治疗师需要通过雕塑让来访者体验家庭功能失调给来访者带来的影响；让来访者觉察到在原始三角关系中所形成的内在期待和渴望，并通过转化让来访者看到内在积极健康的部分，实现被爱、被重视、被关注、被接纳、被欣赏、被认可、被尊重的内在渴望，进而提升来访者的生命能量。

六、希望是变化的一个极其重要的因素或成分

我们常说，一年之计在于春，一天之计在于晨。

四季更替，时光流转，每到春天的时候，人们便会充满各种希望。即使是在冬天，诗人的笔下也都留下了“冬天来了，春天还会远吗”这样充满希望的诗句。

日月星辰，时空交错，每个人都带着希望盼望明天、期待明天会更好。

因此，希望是每个生命的目标走向，希望是改变的动力，希望可以激活一个人的生命力，希望是阳光、是能量、是新的可能性。

2020 年开始肆虐的新冠病毒，三年中让很多人、很多家庭纷纷感染。一旦被感染，很多人就被送去医院隔离。每个住在隔离医院的人，时刻都在盼望着迅速好转痊愈出院。而那些因为密接或者次密接也被集中隔离的人，也都在盼望着尽早解除隔离，回归正常的生产和生活。在新冠疫情笼罩下的所有人，无一不在盼望着疫情尽早过去，早日恢复平静、安全、健康的工作和生活。所以，每个人天天关注疫情的新闻，时刻关注疫情好转的动态。只要看到或者听到好消息，每个人都在欢欣雀跃。可见，希望对于每个人来说有多么重要。

那么，治疗师如何在治疗中应用这条理念呢？

第一，治疗师的积极正面导向是植入希望的第一步。

几乎每个人都有去医院就医的经历，每个人的共同心态就是害怕查出病来，或者查出重病。因此，每个医生的表情、语气和语调对前去就诊就医的人都显得格外重要。如果有的医

生厉声厉色，或者不耐烦，或者表情迟疑，或者在诊断上写出“疑似”“可能”“倾向”“建议”的字样，就会迅速增加病人及其家属强烈的心理负担，进而害怕、恐惧。心理咨询也是一样，当一个来访者因为各种心理问题前来求助的时候，都会带着紧张、焦虑、不安、忐忑、害怕、恐惧的心情。因此，治疗师就显得特别重要。如果治疗师关注的是来访者这个人，而不是首先关注他的“症状”或者“问题”，就会迅速让来访者感到放松和安全。如果治疗师再用积极正面导向，看到来访者前来求助的改变动机和意愿时，来访者就会在内心升起一片希望。如果治疗师告知来访者萨提亚模式看重的是如何解决问题而不是如何看待问题，来访者就会长舒一口气。可见，治疗师的正面导向尤为重要。

第二，治疗师的联结是植入希望的第二步。

看过中医的人都希望去看一个温暖、和蔼、善良、专业的老中医。因此，中医的“望闻问切”就显得格外重要，每一步都透露着中医和患者之间的联结。萨提亚模式与中国的中医一脉相承，也特别强调治疗师与来访者的联结。

我在之前的章节中讲过，很多来访者都会把治疗师投射成理想的爸爸和妈妈，所以，在第一次见治疗师的时候，都希望治疗师像他期待的爸爸妈妈一样给予他温暖、关怀、关注、重视、理解和支持。如果治疗师像来访者投射的爸爸妈妈一样与来访者建立了安全、可信任的联结，自然会带给来访者更多的希望。来访者可能会在心里说“我终于找对人了”“这个治疗师是我最信任的治疗师”“这个治疗师很像我的妈妈或者我的爸爸”。因此，一个好的联结可以迅速让来访者升起疗愈的希望，甚至疗愈已经完成了一半。

第三，治疗师不能引发来访者焦虑和制造难点。

有些治疗师如果单纯为了商业目的，会在来访者的治疗过程中制造难点，引发来访者焦虑。比如有的治疗师在治疗过程中会说“你的状态很不好，估计会要很长时间才能看到希望”“你是我见过的最为严重的一个”“你如果不马上治疗，后果不堪设想”这样的话，来访者听后会迅速增加焦虑。如果治疗师改换成这样的语言：“你的状态不好是真的，但是通过一段时间我们的共同努力，一定会发生改善和改变的”“无论现在看起来多严重，我们总会找到解决方案的”“你能够在第一时间选择咨询已经开启了疗愈第一步，后续会越来越好”，来访者听了就会迅速解除焦虑，并愿意与治疗师一道探索和疗愈。

第四，治疗师对来访者的相信及不替代不拯救，是带入希望的关键。

有些经验不足的治疗师，常常会表现出拯救来访者的倾向。一旦发生这种拯救情结，有时会扼杀来访者的成长动力。来访者有时会形成依赖心理，进而常常让治疗师帮助或替代他进行选择和负责。这样就制约了来访者的成长动力。治疗师需要坚定地相信来访者有改变的动力和资源，要坚定地相信改变一定会发生，即使外在改变很困难，内在的改变也是有可能的。而且要时刻运用镜像作用对来访者改变的点点滴滴进行反馈，来访者就会更加充满希望。

七、人们在彼此相似的基础上建立联结，而在各具差异的基础上得以发展和成长

萨提亚这条理念教导治疗师如何帮助来访者建立和发展一个好的人际关系，特别是亲密关系。

联结是人类的天性。每个生命从诞生时起就需要与人联结。

人类最早的联结是母婴依恋。按照依恋理论，无论人类还是动物，特别是哺乳动物，都需要依恋。

胎儿需要依恋母体才能存活。即使是试管婴儿，也需要植入母体培植，然后生产和哺育。婴儿更加离不开妈妈，特别是 3 岁前的婴幼儿，更加需要妈妈通过依恋关系来建立孩子内在的安全基地。

如果一个孩子在儿童期没有很好地建立安全和可信任的依恋关系，进入成人期后，在建立和发展亲密关系上就会出现困难或者障碍。要么与人疏离，要么与人冲突，这都是童年期与重要他人没有建立很好的联结所导致的。

联结在一个人的社会化成长中，存在一定规律性发展。比如一个孩子离开妈妈的怀抱，上幼儿园时，孩子往往选择自己认为安全的小朋友成为朋友。所以，孩子是用身体的感觉识别出哪个小朋友是安全的就走向哪个小朋友，从而建立可以玩在一起的伙伴关系。当孩子进入小学和初中发展阶段时，孩子一般选择容易相处、合得来的又能玩在一起且有共同兴趣爱好的同性同伴或者异性同伴成为朋友。到了高中或者大学，一个人的社会化发展就进入一个新的阶段。因为这时候的心理发展已经从青春期进入青年期或者成年早期，而这一时期的发展任

务就会使这些人更加看重人际关系和发展亲密关系。因此，从联结的对象看，已经从同性向异性扩大和发展；选择的标准更加趋于社会化和理性化，所谓“物以类聚，人以群分”的选择十分明显。所以，很多人趋向选择“三观”相同、志趣相投、追求相同、审美相同、理想和信念相同、心理发展层次相同的人来建立和发展人际关系，也就是俗语所说的“鱼找鱼、虾找虾”的发展阶段。然后在建立和发展恋爱和婚姻关系上，也趋向于“门当户对”，这就践行了萨提亚所说的“人们在彼此相似的基础上建立联结”这个理念。

但是，随着人际关系的社会化发展，人际关系不仅是发展友谊建立合作的普通人际关系，更重要的是要建立和发展亲密关系，从而满足婚姻和家庭的社会功能、繁衍功能和经济功能。因此，在发展亲密关系和家庭关系上，对人的社会化立体发展和全人发展就会提出更高的要求。这个要求就是如何既在彼此相似的基础上建立联结，又在各具差异的基础上得以发展和成长，这是对一个人心智是否发展成熟的重要衡量标准。

因此，联结既能考量一个人的独立自主水平，又能发展一个人以情相系的能力。多数人基于安全和信任的需求选择与相同或者相似的人建立联结。相同或者相似性的选择会固化一个人的特质和驱动一个人的内在动力。但是，世界是多样化的，物种也是多样化的，人也一样。多样化意味着差异，差异导致一个人的独特性发展。承认个体的差异，便承认了每个人的不同。接纳和尊重每个人的差异，就能更好地建立和发展人际关系。

那么，治疗师要如何应用这条理念呢？

第一，治疗师需要带领来访者核查亲密关系中的相同性和相似性。

不学心理学的人也许一辈子都不会知道“我为什么会看上他而且会和他结婚”的心理学原因。但是当你学了心理学之后，你会恍然大悟，原来一切尽在不言中。

这也是很多来访者在亲密关系中的好奇和疑问。

其实，这就是基于人的相似性或者相同性的原因，而让两个互不相识的人结为伴侣、成为夫妻。

精神分析理论告诉我们，相似性就是因为你找到的他或她，是你非常熟悉的爸爸或者妈妈的原型。精神分析理论认为，每个人心中都有一个熟悉的客体，这个客体就是童年早期，主要聚焦在一个人0～6岁童年期与自己形成重要关系的那个人。因此，每个人都是基于这样的客体投射与另外一个人相遇的。“只是因为在人群中多看了你一眼，再也没能忘掉你容颜”，这句歌词诠释了无论“你和谁发生一场恋爱，谁与你走进婚姻，也许是早已注定的相似性和相同性决定的缘分”。所以，文学艺术和影视作品中，才有那么多轰轰烈烈和如胶似漆的生死恋爱，也才有那么多爱到地老天荒、幸福到白头的金婚时刻。

也许有的来访者说，我和他根本不在一个城市，甚至不在一个国家，我们要么是经人介绍的，要么是网恋，怎么会找到与爸爸妈妈相似的呢？这就是潜意识理论。每个人无时无刻不在受潜意识支配。两个人虽未谋面，但对方的感觉可以迅速通过彼此的直觉感应出来。这些或许都缘于每个人的潜意识，换种表达就是我们常说的“人的命，天注定”。所以，不见面、距离远、经人介绍，不等于不熟悉，不等于陌生和大相径庭。

也许有的来访者说，我就是想找一个与我爸爸、妈妈不一样的人，怎么还是找到了他？其实，在任何关系里，两个人都是彼此影响着的。而这种关系相处仍然受潜意识的支配。因为任何一个人的人际关系相处模式都是从一出生看到爸爸妈妈的相处模式或者从重要他人的相处模式习得的。而无论爸爸妈妈的相处模式有多糟糕，进入一个人童年世界的印记都是非常牢固的。因此，很多人虽然很反感或者痛恨父母的相处模式，但一旦进入自己的亲密关系，也会不经意地把这种熟悉的模式复制过来，从而发生了咬牙切齿地发誓不想找到与自己父母相似的伴侣却又出现了如出一辙的惊人相似的结果。

因此，治疗师用精神分析的上述理论对来访者做出这样的核查和核对，就可能帮助来访者减少亲密关系选择中的困惑、质疑，甚至遗憾，让来访者重新认知对伴侣的选择原来是有生命逻辑可循的。

第二，治疗师需要带领来访者核查养育过程，明晰依恋关系是否建立和发展。

有的来访者说自己小时候不在爸爸妈妈身边长大，而是在爷爷奶奶或者外公外婆家长大，或者是由保姆及其他人轮流带大，或者即使在爸爸妈妈身边长大，爸爸妈妈关系也极度恶劣，来访者几乎在害怕和恐惧中或者挨打受骂中长大。如果这样，治疗师就需要与来访者核对，谁是来访者的重要他人，来访者跟谁最亲，谁最爱来访者，来访者最相信谁，以及来访者对亲密关系和对家的看法。由此就可以核对出来访者的依恋关系是否建立起来。如果建立起来，是否属于安全、可信任的依恋关系。如果没有建立起来，又是否属于疏离回避型的依恋关系或者矛盾冲突型的依恋关系。核对清楚后，才会让来访者增强对亲密关系相处的觉察。也就是在亲密关系的相处过程中，是更多地带入了安全和信任，还是更多地带入了控制和怀疑。多了这份觉察后，就会让来访者看到，虽然基于相似性找到了对方，但因为内在安全感不够，也可能发生相处困难和障碍。

第三，治疗师需要带领来访者学习如何看待和处理亲密关系中的差异。

在任何一个亲密关系中几乎都存在“相识容易相处难，相恋容易相爱难”的问题。这就非常考验两个人的内心发展的成熟度。因此，治疗师需要带领来访者核查和探索如下四方面的因素：

一是两个人是否心理成年。

婚姻是给两个心理成年的人准备的。如果两个人生理上是成年人，但两个人却像个孩子，或者一方经常像个孩子似的，即使进入婚姻，也不会友好相处。遇到压力的时候，彼此推诿逃避；遇到冲突的时候，各自找对方父母告状；养育孩子以后，全盘推给双方父母；生活琐事全靠各自父母帮衬。如果是这样的两个人，亲密关系往往出现“七年之痒”或者过早亮起红灯的不堪结局。

二是两个人能否允许和接纳各自差异及原生家庭的不同。

世界上没有完全相同的两片树叶，人也一样。即使两个人因为相似性走到一起，但作为生命的个体，彼此会存在很大不同。比如生活习惯中的早起晚起、早睡晚睡的作息规律不同，晚上洗澡和早上洗澡的不同，先洗碗后洗碗的不同，挤牙膏和摆放牙刷的不同。价值观中钱如何花和花给谁、花在哪里的不同，假期是旅游还是待在家里的不同，逢年过节是去你妈家还是去他妈家的不同，都存在非常大的差异或者分歧。因为两个人是在不同的原生家庭长大的，每个家庭都有自己独特的家庭规则和价值取向，有的严谨，有的随意；有的井然有序，有的乱七八糟。因此，一旦两人开始相处，会迅速暴露这些从原生家庭中习得的差异。如果不能接纳和允许差异存在，又不能很好融合的话，这种差异就会发展成为矛盾和冲突，久而久之，就会破坏亲密关系。

三是两个人是否彼此尊重各自的人格特质。

每个人的人格发展都是各有不同的。有的人外向，有的人内向；有的人开朗活泼，有的人少言寡语；有的人热情洋溢，有的人郁郁寡欢；有的人善于社交，有的人习惯宅家；有的人风风火火，有的人慢条斯理。这就是每个人的人格差异。如果彼此不能接纳和尊重各自的人格特点，一味想改变对方的话，就会出现各种冲突。我们常说，江山易改，本性难移，就说明人的天性是不可改变的。所以，要想发展更好的亲密关系，就需要学习如何接纳和尊重彼此的差异。

四是两个人是否知晓男性和女性在性别上的不同和差异。

男女两性存在很大的不同。女人更加感性、敏感，常常在乎关系、在乎家庭、在乎孩子。关系中更加在乎被爱和被重视。女人也常常通过倾诉来表达情绪，也会用眼泪表达受伤和脆弱。而男人更加理性和更有逻辑，常常在乎事业和成就。有时宁要事业不要家庭，宁要成就不要关系。关系中更加希望被欣赏、被认可和被崇拜。常常会压抑情绪，不容易倾诉和示弱，常常用喝酒、抽烟、打牌来消化情绪。

如果来访者更多了解男女之间的差异，就会更加懂得如何最大限度地降低和消除亲密关系中的差异，满足彼此更加在乎的期待和渴望，这样亲密关系就会相处得更好。

八、治疗的一个主要目标就是成为我们的决策者

萨提亚这条理念是教导治疗师帮助来访者成为一个独立自主的人。

每个生命都渴望独立、自主，独立自主是人类的天性。

每个人从出生就开始学习分离，从而实现独立自主。分离意味着一个人的生理断乳和心理断乳。分离意味着一个人要摆脱重要他人的束缚，从而成为一个完整的人。分离让一个人成长和成熟。分离让一个人学会界限、学会选择、学会决策。

我们常常看到一个现象，就是每年在大学开学的时候，都会看到很多父母要么开着车，带上全家或者带上七姑八姨、三伯四叔；要么提上大包小裹，搭乘火车轮船前往大学送孩子上学。也会看到一些新闻报道说很多大学生把自己穿过的衣服、袜子都攒在一起，要么寄回家让父母洗干净再寄回来，要么送到大学附近的洗衣店。也许这些描述有些夸张，但也的确反映了当下一些大学生“心理共生”的现状。

我也常常听到一些父母抱怨，孩子不独立、依赖性太重、做事拖拉磨蹭、没主见、经常犹豫不决。

近年来，“躺平”这个词也越来越成为一个流行词。我对“躺平”的心理学上解读，就是“我的生命你做主”。很多年轻人或者中年人，活着活着就把自己交给别人或者开始怪罪社会了。

通过上述事件和报道，从心理成长的角度看，主要就是因为父母没有及时推动孩子与自己实现“心理分离”，从而导致孩子该独立的时候不能独立，该自主的时候不能自主。

因此，当一个人完成了“心理分离”，才可以成为一个自己目标的决策者。

那么，治疗师如何把这条理念应用到治疗中呢？

第一，治疗师需要与来访者核对是否完成“心理分离”。

一个人不能完成心理分离，缘于多种因素。

一是童年早期的依恋关系没有很好地建立，依恋满足没有完成。

这就需要核对来访者童年早期与重要他人的关系，是否在妈妈身边长大？是否存在多人轮流带养的经历？母乳喂养是否足够？是否过早分床或者住校？这些都会导致来访者“心理分离”滞后。

二是核对来访者童年早期成长的家庭环境是否存在缺失现象导致彼此不想“心理分离”。

如果来访者从小成长在单亲家庭或者形式意义上的单亲家庭，比如爸爸是军人或者特殊职业，经常不在家时，妈妈就会把孩子当作唯一的陪伴者，一刻都不想孩子离开，或者妈妈不经意地把孩子塑造成像爸爸一样的人，从而开启两人相依为命的成长模式。当孩子慢慢长大，离家、住校、上大学、参军、恋爱、结婚，对于妈妈来说，都会带来严重的不舍甚至制约母子间的“心理分离”。

三是核对来访者的父母关系是否足够亲密。

如果来访者在童年早期父母关系不好，要么经常吵架，要么经常动手打架，要么一方经常酗酒，要么一方经常吸毒，妈妈很容易抓住孩子不放，把孩子当成安全稻草，与孩子结盟。白天与孩子一起吃，晚上与孩子一起睡。让孩子成为自己的保护者，从而很难让孩子该独立的时候独立，该分离的时候分离。

四是核对来访者童年早期父母养育与教育方式是否一致。

如果来访者在小时候，经常听到妈妈说一套，爸爸说一套；或者爸爸妈妈分别告诉自己只能听妈妈的，或者只能听爸爸的，导致来访者经常在忽左忽右的选择中产生冲突。当来访者慢慢长大以后，对决策就产生了困难。这就意味着，父母在养育和教育孩子的观点上存在竞争，也在潜意识上争夺孩子与自己结成联盟，从而不想让孩子与自己“心理分离”。

当来访者明晰了以上不能实现“心理分离”的种种情形后，就会增加更多的觉察，从而推动其独立自主的发展。

第二，治疗师带领来访者核对是否存在被父母控制、包办、替代、捆绑的情形。

很多父母常常对孩子说：“你不知道我有多爱你吗？”“我走过的路比你吃的盐都多，你就听我们给你安排，没错的！”

我也经常听到一些年轻的来访者要么抱怨自己的妈妈，要么抱怨婆婆，不经自己允许，就到自己家里全屋打扫、全柜整理。看似摆放整齐有序，打扫一尘不染，实则打乱了自己的生活秩序，扰乱了内在的心理逻辑。她们说，想穿的衣服找不到了，想盖的被子收起来了，孩子的用品不见了，奶瓶奶粉也换地方了，因此让来访者焦头烂额。于是就对妈妈和婆婆大发雷霆，声色俱厉地告诉她们："以后不准来我家！"妈妈和婆婆听后便伤心和委屈，认为"我都是为你好，我们吃苦受累你非但不感谢和心疼我们，反而遭到你这样的嫌弃和冷落，太伤心了"。

这就是父母没有完成"心理分离"所导致的结果。因此，如果来访者用坚定的方式告诉父母，不再接受这些以爱的名义所形成的控制、包办、替代和捆绑，慢慢就会走向独立自主。

第三，治疗师需要带领来访者核对是否在关系中保有界限。

不能实现"心理分离"的人，往往会在关系中丢掉界限。而这个界限就包括来访者是否能够同时关注"自我、他人和情境"三个部分。

落在具体的生活中，就是来访者是否明晰以下内容：

什么是我的，什么是你的，什么是我们的？

我愿意的是什么，不愿意的是什么？

我可以的是什么，不可以的是什么？

我能够的是什么，不能够的是什么？

我需要的是什么，不需要的是什么？

我喜欢的是什么，不喜欢的是什么？

当来访者能够清晰回答这些问题并能够笃定地分清界限，自主决策的目标就会迅速实现。

因此，这条理念主要应用在来访者分离议题的治疗上。治疗师需要核查来访者在压力下的应对模式，核查来访者与重要他人的关系，用镜像作用增强来访者与重要他人在分离议题上的觉察，让来访者看到自己不能成为自己的目标决策者的原因在哪里，推动来访者尝试选择自主而非依赖和共生模式，并让来访者看到新的可能性给他带来的好处，从而提升其独立自主意识。

九、我们所有人都是相同生命力的展示

这条理念，萨提亚教导治疗师如何帮助来访者看待生命的“三度诞生”。

每个生命的诞生都是一个奇迹，每个生命都是独一无二的。

如果大家读过《佛说入胎经》就会赞叹生命的诞生是多么神奇和了不起。佛陀在2500年前就将一个生命的诞生过程描述得清清楚楚。

萨提亚也用“三度诞生”描述了一个全人的心理成长过程。每个人的成长都要经历“三度诞生”。

第一度诞生，就是生命之初精子和卵子的结合，形成生命胚胎。

这个阶段初为父母的人是极为关切的。因此，来自父亲的数亿个精子如何与来自母亲的一个卵子成功对撞形成受精卵，既是由父母的身体健康状况决定的，也会取决于父母的心理状态。因此，有时我们说，怀孕是否成功是由宇宙决定的。而在那一刻，仅一个受精卵，即是生命的开始。所以，不分男女、不知美丑、不明是否聪明、不知道能否成功，就足以成为宇宙的奇迹，就足以显化每一个生命原来没有任何差别的诞

生。所以，那一刻就成为很多父母为之欢呼和感动的时刻。

第二度诞生，是妈妈把胎儿从子宫降生到这个世界，并剪断脐带，成为一个“人”的过程。

这个过程对于很多妈妈来说，要经历10个月左右的孕育。其间，妈妈会经历很多的难受和煎熬时光。10个月中，父母也不知道这个孩子生出来长得是否好看、长大是否听话、未来是否学习好、将来是否孝顺。可能内心只有一个信念，就是能够顺利降生。因此，父母把所有的期盼都聚焦在胎儿每个月的生长情况和出生时会不会出现意外上。而这期间，每一个妈妈经历的、每一个胎儿经历的，对任何一个肤色的、任何一个种族的、任何一个文化背景下的妈妈，都是同样的。所以，从胎儿到新生儿的生命过程都是相同的。

第三度诞生，是每个人在心理上发展成一个“全人”的过程。

这个过程也许从婴儿期就开始贯穿一个人发展的始终。其间，会伴随父母养育方式的优劣高低、父母角色是否齐全、父母功能的好坏差异、父母关系的亲疏远近、家庭结构的是否完整。但是，一旦进入成人期，每个人的心理发展的“全人”目标又是相同的，没有任何不同。所以，一旦一个人在心理上成为一个心智成熟的“全人”，就真正完成了“第三度诞生”。这个过程，不管之前每个生命经历了什么、发生了什么、承受了什么、付出了什么，也许在未成年时取决于父母，但进入生理成年后，每个人的心理“全人”发展就成为每个生命的相同目标，因此，这个过程也不因任何个体的不同而区别对待。

约翰·贝曼博士最近又提出了“第四度诞生”的说法。

他认为，生命的“第四度诞生”，是指一个人的能量守恒。用佛教文化诠释，就是一个人进入“佛”的境界，即所谓的“般若”“金刚”“如来”。一个人一旦进入这个境界，生命的呈现状态又不因个体的性别、年龄、地位、地域、财富等差异而有所不同，完全进入一种“我本具足”“空相”的状态。这也是西方哲学一直探索的“存在”（Being）状态。

那么，治疗师如何把这一理念贯穿到治疗当中呢？

第一，治疗师需要带领来访者核查生命之初的情况。

治疗师可以通过如下提问来帮助来访者核查：

你是否从父母的信息里知道当年妈妈怀孕期间是否顺利？

妈妈是否有过久备不孕的经历？

妈妈在怀你之前是否有过人工流产或者自然流产的经历？

妈妈在怀你期间是否经历过引产？

妈妈在生你的时候顺利吗？你是顺产、难产还是剖宫产？

当来访者被问及这些问题的时候，就会感知到这个生命来之不易而倍加珍惜。

第二，治疗师需要带领来访者核查父母是否存在重男轻女的倾向。

这部分也需要治疗师通过下列提问来核查：

你来到这个世界上是受欢迎的吗？

你是带着父母怎样的期待和祝福降生的？

你的名字有特别的含义吗？

爸爸妈妈对你的性别有什么期待吗？

你如何看待你的性别？

你有兄弟姐妹吗？彼此关系怎样？

父母养育和对待你们兄弟姐妹是一样的吗？

在你的家庭有过送养或者抱养的经历吗？

你可以真切回忆的童年画面是什么？

你如何看待你自己？

当来访者面对这些提问时，自然就会增强是否存在性别认同的觉察，从而会更加清晰地认识自己。

第三，治疗师需要带领来访者核查包括自己在内的家庭成员是否存在残障情形。

有的人是先天带有出生缺陷的，有的人是后天导致的身体缺陷。我们统称残障人士。那么，如果来访者自己属于残障人士或者家人属于残障人士，治疗师需要把更多的关怀带入治疗之中。

治疗师可以通过下列提问对来访者进行核查：

你是否存在身体缺陷？

你父母或者家人是否存在任何身体缺陷？

如果你和你的家人存在身体缺陷，你们怎样看待自己？

如果你是残障人士，你最大的期待是什么？

你会觉得与他人存在不同吗？

你会在乎他人看待你的眼光吗？

如果你可以为自己或者为家人做一些什么，会是什么呢？

来访者通过这些核查就会越来越感受到被接纳、被尊重，从而推动自我认同。

第四，治疗师需要与来访者核查，是否常常活在对照、比较、竞争中而觉得自己不够好。

如果一个人对自我的认同不够，就会非常在意别人的评价，继而常常活在与别人对照、比较和竞争里，要么认为自己不够好，要么想一定要压倒别人，成为竞争的赢家。

不同的人选择对照、比较和竞争的对象是不同的。但是，究其原因，几乎都是童年期父母对待子女的偏心偏爱方式导致的。所以，兄弟姐妹是天然的竞争者，每个孩子都在竞争父母的爱。如果父母重男轻女，或者明显地偏心其中一个孩子，就会导致其他孩子产生竞争，甚至对父母产生怨恨。于是，不受重视的这个孩子便在心里埋下了“我一定要赢”的种子，从而终其一生都在证明自己，直至足够被重视才会停止。甚至即使已经成了赢家，也还觉得自己不够好。

社会化教育中，有时老师也会把这种比较和竞争带给学生。现在学校的排名、班级的排座位、学校区分普通校和重点校，学校中又确定重点班和非重点班等现象，自然会让学生活在竞争中。从积极的角度看，用这样的方式推动学生有竞争意识，“比学赶帮超”，从而推动学生积极向上，发挥无限潜力和动力，是进化和进步的体现。但是，如果有的老师把握不好竞争的边界，把恶性竞争带进来，就会让学生感受到老师的偏心和对某些学生的轻视或者嫌弃。这样也会引发同学间的恶性竞争。我们在电影或者新闻中有时候看到听到，第三名的学生把第一名的学生打了甚至杀了的现象，这就说明恶性竞争的危害性。

夫妻中，也会常常发生比较和竞争的现象。两个人郎才女貌，学历平等，薪酬持平，但就是互不相让，彼此不服。生了孩子以后，也总是争权夺势，都想说了算，导致夫妻战争连绵不断。其实，这种竞争与童年期的父母偏心养育或者老师的不公平教育是分不开的。

因此，治疗师需要带领来访者核对童年期的父母养育，以及后天成长中发生不公平对待的情形，一个一个地加以澄清，并逐一转化，让来访者看到自己的付出和努力、勤奋和上进，看到自己被欣赏和认可的深度渴望，从而转向自己认同自己，看见那个足够好的自己，就产生疗效了。

因此，治疗师在应用这条理念时，需要告诉来访者：每个生命都是值得被接纳和被尊重的；每个生命都在彰显着它的不同；生命本身都是相同的，只是呈现形式不同；生命本身的价值都是相同的。而且，治疗师需要把这些理念贯穿始终，治疗过程不能表现出任何评判、歧视和嫌弃。

治疗师需要站在人性的高度看待人性平等和人性价值。治疗师需要核查自己的人性观是否存在比较和偏差。包括如何看待自己的生命，如何看待他人的生命，如何看待人类的生命，也包括如何看待植物和其他动物的观点。治疗师需要核查来访者生命力状态并进行反馈，增强来访者的觉察；治疗师需要在值得和足够好的层面上与来访者进行工作，提升来访者人人生而平等的价值观。

十、大部分人会选择熟悉而不是适合的方式，特别是在有压力的时候

萨提亚这条治疗理念教导治疗师如何带领来访者看待习惯化和自动化反应对一个人的潜在影响。

这条理念应当与“父母通常会重复他们在成长过程中熟

悉的家庭模式，即便这种模式是功能不良的”一起解读。

每个人从出生就与重要他人一起互动。最直接影响一个人后天应对模式的就是父母及原生家庭的三角关系。

一个人在社会化过程中，特别是在18岁前，习得了原始三角关系中父母与他的互动模式。而这个互动模式已经固化在一个人的各个部分并形成了习惯，也就变成了自动化的熟悉模式。

比如一个孩子小的时候看见和听见爸爸妈妈的互动模式就是指责、抱怨，甚至有时对骂、互打。那么，当他慢慢长大以后，他自然习得了指责和抱怨这种熟悉的模式，并习惯化地把这种模式重复在他的新家庭互动中。

再比如一个孩子小的时候看见父母一旦吵架后，要么妈妈抱着孩子回娘家，要么爸爸摔门而去，几日不归。久而久之，当这个孩子长大后，就自然习得了这种回避模式，于是就会把这种熟悉的模式复制到人际关系中。无论是亲密关系还是职场关系，当他遇到压力或者冲突时，就自然选择了逃避或者回避。因为从小习得，耳濡目染，个体在小的时候没有分辨能力，所以不知道这个模式是恰当的还是不恰当的，是对的还是错的，便自然沿袭下来。当进入成人期发展后，因为人际关系的需要，个体需要面对各种压力。当压力来临的时候，个体习惯把过往熟悉的模式复制到新的家庭关系和人际关系中时，才发现屡屡受挫，导致关系要么出现困难、要么发生障碍、要么出现裂痕、要么出现崩塌，由此就会引发个体觉察和反思这种熟悉的模式是否恰当、是否需要改变、是否需要打破、是否需要重建。因此，个体需要学习如何改变熟悉的模式而选择恰当的模式来应对新的压力。

在现实生活中，我们也会发现很多人，无论男人和女人，他们都经常抱怨。要么抱怨配偶，要么抱怨孩子，要么抱怨公公，要么抱怨婆婆，要么抱怨学校，要么抱怨老师，要么抱怨社会，要么抱怨国家，即所谓的“怨妇”和“怨夫”。那么，无论他做什么工作、在什么岗位、从事什么职业，这种抱怨的模式就成了他习以为常、理所当然的人际互动模式且自己很少觉察或者根本没有觉察。

那么，治疗师如何带领来访者从熟悉的模式转向恰当的模式呢?

第一，治疗师需要带领来访者先从觉察这些熟悉的模式从哪里来开始。

很多人因为活在熟悉的模式里，所以，自然形成习惯化的反应。很多时候习以为常、毫无察觉。比如有人习惯了大吼大叫，有人习惯了脏话连篇，有人习惯了退避三舍，有人习惯了喋喋不休，有人习惯了忍辱负重。但是，这些人如果没有遇到人际关系压力的挑战和考验，也许一辈子也没想过这种模式竟然成了问题。所以，在遇到压力挑战的时候，治疗师就要带领来访者核查，这些习得的习惯化模式从哪里来、从谁而来、从什么时候来，这样就会迅速增强来访者的觉察，进而推动改变。

第二，治疗师带领来访者尝试把熟悉的模式转化成恰当的模式。

首先，可以从改变说话的语气开始尝试。

治疗师带领来访者先将“要求、控制、命令、强迫、强势、指责、谩骂”等语气带入觉察，然后转化成“尊重的、征求式的、平等的、带有弹性和可能性的”语气。

治疗师可以通过二人组或者让来访者与治疗师彼此互换角色进行训练，直到这种改变发生时才可以停止。

任何一个习惯或者自动化的熟悉的模式，改变是需要一个过程的。就像新兵连训练一样，至少需要三个月持续、精进、坚持不懈的努力才可能从一个旧有的熟悉模式转化到一个新的恰当模式。因此，治疗师需要以极大的耐心陪伴来访者走过这个历程并不断地推进。

其次，可以从互换心理角色开始尝试。

治疗师带领来访者把熟悉的模式换成“假如我是你”的模式，然后增强觉察，感受当下的应对、感受当下的感受、感受当下的身体体验、感受当下的想法、感受当下的期待，然后学习表达而不是应对，看看会发生什么。

第三，治疗师需要带领来访者进行兼顾“自我、他人和情境”的训练。

治疗师可以借由来访者熟悉的模式进行现场演练。

无论来访者熟悉哪种习惯化模式，都把它活灵活现地呈现出来，然后由治疗师一点儿一点儿拆分，让来访者觉察，哪一种熟悉的模式丢失了“他人”，什么时候又丢失了“自己”，什么情况下又忽略了“情境”，然后，带领来访者再次练习，直到三者兼顾，即告完成。

第四，治疗师需要带领来访者回到熟悉的情境中再次练习，并强化对“恰当模式”的夯实。

有些来访者说，很多时候在治疗室和工作坊中可以把熟悉的模式转化成恰当的模式，但是，一回到家里，或者一见到那个熟悉的人，就又走回老路了。所以，治疗师需要坚定地告诉来访者，改变和成长就是需要一个过程，需要坚持不懈的努力。任何一个专业的学习都有“一万次练习”定律。也就是，想要把一件事做到“熟能生巧”，需要一万次的坚持练习，才会发生一个新的自动化反应。因此，治疗师需要推动来访者在熟悉的情境中不停地进行练习、觉察，再练习、再觉察，这样才会让来访者在遇到新的关系压力和挑战时，收到新的改变成效。

因此，这条理念主要应用在如何识别来访者过往的应对模式上。治疗师需要先让来访者呈现压力下的应对姿态；再让来访者觉察这种熟悉的应对姿态从哪里习得；然后再雕塑来访者的三角关系；再让来访者进一步觉察这种熟悉模式的影响；再将来访者带入新的关系，通过角色扮演让新的关系中的人体验来访者在这种熟悉模式下的感受；再带领来访者觉察这种熟悉模式带给关系的影响；再推动来访者选择新的模式，更新过往熟悉的模式，增强来访者新的体验；再推动来访者自主决定是否以新的模式取代熟悉的模式并锚定来访者更新模式后，在“一致性”沟通上所带来的新变化。

十一、问题本身不是问题，应对问题的方式才是问题

这条理念教导治疗师如何帮助来访者识别“问题”，以及解决“问题”。

每个家庭都不是完美的，都会出现这样或那样的问题。

每个孩子也都是伴随着犯错或者问题长大的，重要的是父母如何来看待这些问题，如何看待孩子犯错。

功能不良的家庭会让孩子把问题转化为“症状”并从中获益。因此，功能失调家庭养育的孩子，会用“症状”来应对问题，形成病理走向。在这样的家庭中，每个人的自我价值是低的、能力是弱的，彼此是控制和服从的关系。

健康的家庭会从孩子出现的问题中探索三角关系和其他关系，并在修复关系中解决问题。在这样的家庭中，每个人是高自尊和高自我价值的，关系中是彼此滋养和相互支持的。每个人懂得如何在压力下面对和应对问题，而不是把问题变成问题，或者逃避和回避问题。

那么，治疗师如何把这条理念应用到治疗中呢？

第一，治疗师需要帮助来访者探索“问题”产生的原因。

一个家庭容易把“问题”当成“问题”，几乎都与父母的养育方式及父母的成长经历相关。

一是在求生存层面的父母，容易把“问题”当成“问题”。

这样的父母中很大的比例经历过贫穷、困难和灾难的年代。因此，他们常常在乎的是勤俭节约、省吃俭用和精打细算。他们害怕浪费、害怕没钱、害怕出事、害怕灾难再次来临。只要孩子打破打烂了东西，哪怕是一个碗、一个杯子，父母都会心疼万分。即使到了现在，每当看到孩子倒掉剩下的饭菜，扔掉不愿意穿的衣物，父母都会生气几天。他们更不愿意听到或者看到的是孩子在外面与别人发生冲突，害怕伤害别人和被别人伤害，从而起了纠纷、摊上官司，导致经济损失。因此，他们常常指责孩子不会理财，生活大手大脚，再三警告孩子不能在外惹是生非，父母认为孩子只要做到“听话、懂事、乖巧”就保证不会出现“问题”。一旦出现上述问题，父母就会认为这些问题都是孩子不听话的“问题”，因此，就把“问题”变成了“问题”。

二是“完美主义”的父母容易主观制造出“问题”。

有些父母无论是天生气质带来的“完美主义”倾向还是后天发展出来的“完美主义”特质，似乎只会看到孩子的“问题”和“缺点”，而让孩子从小到大都活在“问题”里。这样的父母严肃、严格、严苛，不但严格要求自己，更严格要求孩子，不能做错任何事，一旦做错一次，就会拿一当百，指责、奚落、打压甚至打骂；他们做事一丝不苟、井井有条，严守清规戒律，不允许孩子有丝毫僭越。他们要求孩子永远活在“必须”“应该”和“一定”里，必须与自己的标准一样，必须兢兢业业，必须完美无缺，一定不能出现差错或者失误。他们说话尖酸刻薄，一针见血，不给孩子留有任何情面。只要孩子做不到或者拖沓延后，他们就会劈头盖脸、严厉斥责，久而久之，极大破坏了孩子的自尊，这就导致孩子一直活在父母认为的“问题”里。孩子在社会化成长过程中，也自然就常常出现焦虑或者抑郁。现在有些孩子高发的焦虑症、抑郁症、双向情感障碍，以及辍学、逃学、割腕、自杀等偏差行为，很大一部分原因来源于此。

三是高要求、高期待、高成就导向的父母也容易让孩子活在“问题”里。

我们看到一些高成就导向、高目标导向的父母，往往因自己过往的期待没有获得满足或者过往的失败和挫败的心理门槛没有跨过，就会把这些自然带入孩子的成长，从而让孩子背负自己的过往负重前行。比如有的父母基于各种原因，自己没有考上一所好大学，他就希望自己的孩子必须考上一所好大学；有的父母小的时候基于各种原因没能学钢琴学舞蹈，就让自己的孩子必须学钢琴学舞蹈；还有的父母基于自己过去生活条件太艰苦、创业太艰辛，他就会让自己的孩子一定要刻苦学习，努力上进，绝不能重复自己过往的辛苦和失败。因此，父母就会将一个又一个期待、一个又一个未来的目标，不管孩子是否接受和可实现，全部压在了孩子身上。因此，孩子常常在喘不过气的状态中形成了“问题”，就像有的孩子说“我一直活在三座大山里”的感觉一样，久而久之，孩子出现了“躺平”现象。究其原因，就是父母制造了“问题”。

四是低自尊的父母也容易让孩子活在“问题”里。

低自尊的父母常常活在“不够好”里。要么表现出严重的自卑，要么表现出低三下四的讨好，要么特别在乎面子，“打肿脸充胖子”。他们既渴望他人的欣赏和认可，又害怕他人的夸奖和称赞。因此，他们就会把这种“不够好”传递给孩子，影响到孩子的成长。孩子在成长过程中也自然表现出不自信、胆小、害怕、自卑、不能直接表达自己的想法，不能直接表达拒绝。甚至当有的孩子被欺负、被伤害、被霸凌的时候，都不敢告诉老师，也不敢告诉父母，因而导致孩子一直活在恐惧的“问题”里。

五是情绪化或者有人格障碍的父母也会常常制造“问题”。

如果父母的情绪不稳定，最容易把孩子当成情绪的“引爆点”或者情绪的“出气筒”，孩子就分不清自己有什么“问题”，而让父母常常把自己当成“问题”。特别是有的父母一旦出现人格障碍，要么边缘型人格障碍、要么偏执型人格障碍，甚至反社会型人格障碍，更让孩子一头雾水，不知所措。因为孩子不知道自己做错了什么就让父母情绪爆发，更不知道自己错在哪里就遭到父母一顿臭骂，甚至毒打。因此，这样的孩子在这样的父母面前，就时刻活在不可名状的“问题”中，他们分不清究竟是父母有“问题”，还是自己有“问题”。

第二，治疗师需要帮助来访者提升对“问题”的重新认知。

基于上述所描述的一些来访者成长的背景，很多来访者对“问题”的认知是存在误区或者局限性的。主要表现如下：

一是有的来访者认为“问题”是“问题”。

也就是说，一些来访者不问“问题”产生的原因，一旦出现了“问题”，就自然把“问题”当作“问题”了。这在认知层面就表现出一元思维模式，或者叫线性思维模式，也就是我们常说的“yes or no”的模式。因此，治疗师需要带领来访者核查自己是否存在“灾难化”思维模式，也就是一旦出现“问题”，就认为“天要塌下来了一样”；核查来访者是否出现“两极对立”思维模式，也就是“非黑即白”模式，表现为一遇到问题，要么是对的，要么是错的，而来访者往往选择自己是错的；核查来访者是否出现“绝对化”思维模式，也就是一旦出现问题，就认为绝对是因为自己错了才出现的“问题”。这些思维模式均属于认知狭窄或者认知局限的范畴。来访者一旦用这样的认知对待“问题”，就会将自己陷入“问题”的怪圈中，进而不能自拔，久而久之就会发生认知偏差甚至认知错乱而困在“问题”里，不但不能解决问题，反而让“问题”衍生出了新的“问题”。

二是带领来访者从“问题是问题”到“问题不一定是问题，或者问题不是问题”的认知上的转变。

如果来访者固守在“问题是问题”的认知上，治疗师需要帮助来访者开启“问题不一定是问题”的新的思路。这就需要治疗师帮助来访者思考，可以用这样的提问来增强来访者的觉察。

你是否想过这个“问题”产生的原因有哪些？

你有没有想过，这个“问题”从哪里来？

如果这个“问题”指向的是人，这个人是谁？

如果这个“问题”指向事件，这个事件又是什么？

如果追溯一下，你是否想过这个“问题”最早是从什么时间开始的？

如果你很在乎这个“问题”，看看在这个“问题”背后，你究竟在乎的是什么。

现在可以看一看，这个“问题”跟什么有关。

现在是否想明白，是“问题”把你吓倒了，还是你把“问题”弱化了？

再看一下这个“问题”，还有那么害怕或者还像之前那么影响你吗？

治疗师用这些提问，就可以使来访者在回答这些提问中改变狭窄的认知，就会把“问题”与冰山历程结合起来一体核查，从而开启新的认知方向。这样，来访者就会从“问题是问题”转变到“问题不是问题”的认知目标上来。

第三，治疗师需要帮助来访者看到“如何应对问题”才是核心。

问题发生时，有的人害怕，有的人回避；有的人逃跑，有的人恐惧；有的人怨天尤人，有的人上纲上线；有的人充当挡箭牌，有的人不畏不惧、直面担当。因此，每个人的自动化应对都会暴露无遗。因此，治疗师需要带领来访者先识别“问题”到来时的不同应对姿态。比如习惯指责的人就会说“谁制造了问题”“为什么会制造出这些问题”；习惯超理智的人就会坚持“每个人都知道，自己的问题要自己解决”“谁也不会替问题制造者解决问题”“敢作敢当”这样的说教；习惯讨好的人就会用“算了算了，解决就好了”“下次注意就好了”这样的方式打圆场；习惯打岔的人就会用“一走了之”“反正有人替我收拾烂摊子”这样回避的态度来逃避责任。这些都是不健康和不负责任的应对。当治疗师带领来访者做出上述核查后，就需要通过以下提问来引发来访者新的思考和新的选择：

你过去面对问题时，是怎样处理的？

当问题发生时，你是否存在过抱怨和指责？

当问题来临时，你是否想逃避或者找个替罪羊？

当有人把问题推到你身上时，你有没有向对方求过饶，试图让对方高抬贵手？

当问题针对你时，你有没有试图为自己辩解和辩护而将事态归责于对方的想法？

当问题发生时，你有没有想过积极寻找原因，主动面对和应对会有怎样的不同？

如果你告诉自己或者告诉自己的孩子，这些问题都是可以解决的，你的内在感受会有什么不同？

如果你对自己或者对自己的配偶及孩子说，今天出现的问题都是为了以后更好地总结经验，推动我们的成长，想想看，配偶或者孩子听了会感觉怎样？

如果对自己或者对他人说，敢于直面问题，无论这个问题多大，都在考验我们每个人的自信心和自我成熟度是否成长得更好，感受一下，大家听了会怎样？

因此，治疗师通过上述的提问就可以把来访者带入积极正向面对问题的层面，这才是健康的成长目标和方向。

十二、感受属于我们自己，我们每个人都拥有它们

这条理念教导治疗师如何帮助来访者识别和掌管自己的“感受”。

很多人往往把感受和情绪当成一个概念，认为是一回事。其实这是有着相互牵连的一组对称概念。

如果从冰山的角度看，感受和情绪分别在冰山的不同层面。

情绪往往表现在一个人的外在，可以通过语言、语气、语调、语速和肢体语言识别出来，也可以通过一个人的表情、眼神、面部肌肉呈现。所以，情绪常常表现在一个人的外部。而感受是属于一个人内在冰山世界中的一部分，它不常常露出水面，也不容易识别，具有非常个人化的特征。

积极的感受常会引发一个人积极的情绪，消极的感受常常引爆一个人负面的情绪；而积极的情绪也会引发积极的感

受，消极的情绪却会勾起一个人一连串的负面感受。打个比方，情绪是引爆系统，而感受是弹药库。弹药库不仅具有破坏和摧毁性，同时也有防御和保护性的功能。因此，我们需要时刻觉察两者的切换和彼此的相互影响。

每个人对同一事件所引发的外在情绪和内在感受存在不同。情绪更多是在社会化成长中从原生家庭习得，很多时候是从父母那里学来的一种表达或者发泄方式。因此，情绪多数属于冰山的“应对”层面。而感受是一个人生理和心理发展在社会化成长过程中，自然生发出来的个性化人类情感，所以它兼具生物属性和社会属性双重特征。但也与每个人的成长经历和成长环境密切相关。就像林黛玉和薛宝钗，同是女性，但对于同一事件的认知和感受，以及外在的情绪反应有着非常大的不同。这就是因为，每个感受和每种情绪背后都包含一个故事。要么是创伤，要么是哀伤，要么是关系，要么是事件，等等。只有了解这些，才能更多理解和体会情绪和感受的有因性和复杂性。

感受和情绪不分对错、好坏、美丑。感受和情绪又是可以管理、转化和疗愈的。积极健康的感受和情绪可以滋养生命。消极负面的感受和情绪，直接影响和消耗生命力，具有破坏性和摧毁性。每个人都是感受和情绪的主人，都是感受和情绪的拥有者。每个人都需要学习为自己的感受和情绪负责任。

那么，治疗师如何把这条理念应用到治疗中呢？

首先，治疗师需要帮助来访者识别情绪和感受，也就是帮助来访者准确地表达情绪和感受的名称各是什么。比如是愤怒吗？是悲伤吗？是委屈吗？是无奈吗？

其次，治疗师需要帮助来访者澄清聚焦情绪和感受分别从哪里来，指向什么。比如是来自关系？还是来自事件？还是来自某个“重要他人”？

治疗师帮助来访者探索情绪和感受指向的对象和内容，以及给来访者带来的影响。

治疗师帮助来访者觉察情绪和感受背后隐藏的未被满足的期待和渴望。

治疗师帮助来访者学习释放情绪而不是发泄情绪的具体方法。比如可以选择说出去，可以选择哭出去，可以选择吼出去，可以选择挥出去，可以选择写出去，等等。

十三、人们在本质上是好的。要想与他们的自我价值相联结并确认他们，他们就需要找到自己的内部财富

《三字经》开篇就写道，人之初，性本善。

“善”是每个生命的本质。这里的“善”不仅包含“好”的意思，还包括“本自具足”的意思。也就是，任何一个生命都蕴含着丰富的“真善美”的资源。

每个生命都追求快乐、幸福、健康，都渴望被看到、被听到、被欣赏、被认可、被赞美。当这些渴望被满足的时候，每个人的自我价值感就会被激活。

那么，我们也看到一些来访者往往看不到自己身上的“好”，即使包括治疗师在内的其他人看到他身上的“好”，他

也认为自己不好，这样就导致这些来访者常常活在受害者的模式里。

比如我刚刚见了一个来访者，女性，刚过50岁，因为与老公的夫妻关系和与儿子的母子关系出现困难前来咨询。她是企业老板，公司经营的状况一直很好，也赚了很多钱，现在住在别墅里。但是用儿子的话说，妈妈除了不说话，一说话就骂人、怼人、凶人，一年中听不到妈妈几句和声细语。咨询中，我也看到她几乎是用指责和抱怨在和老公与儿子对话。当我试图让她看到过往成长资源时，她要么就说都是老公和儿子的不好让她今天更加不好；要么就认为都是自己的不好而让夫妻关系变差，让母子关系很糟糕。

那么，我们如何把这条理念应用到这样的来访者呢？

第一，治疗师切忌对来访者“先入为主”。

治疗师的“先入为主”往往表现如下：

来访者是熟人介绍来的。这里的“熟人”来自以下两部分：一部分是治疗师过去熟悉的人，无论是亲戚还是朋友、同学还是老师，甚至是过往咨询过的来访者都可能成为这个来访者的介绍人，引荐来访者前来咨询。那么，治疗师有时会习惯性地从这些“熟人”的介绍中获取来访者的相关信息。另一部分是来访者的“熟人”，这里是指陪同来访者过来进行咨询的人。包括来访者的家人、亲戚、朋友等会陪同来访者前来咨询。如果在预约咨询阶段，来访者的这些“熟人”，也会把来访者的过往信息带入预约登记中。因此，治疗师在未见来访者之前就已经获取了关于来访者的相关信息，而这些信息对于治疗师来说，就可能会产生“先入为主”的判断和评估。也就是，治疗师很多时候会把这些信息“当真”，却忘记了“核对”和“核查”。特别是涉及来访者经常在受害者模式里的信息，就会让治疗师想当然认为来访者“不好”，因此，对后期的治疗进程带来不利的影响。

第二，治疗师切忌用“有色眼镜”来评判来访者。

萨提亚说，伤害某个人的自我价值，就等于破坏了其建立良好联结的机会。自我价值体现如下：我是可以的，我是够好的；我是有用的；我是有能力的；我是有希望的；我愿意开放自己；我愿意尝试一些新的可能性。

一个成熟的治疗师需要时刻觉察自己是否常常带着“评判”进入咨询。这些“评判”就属于“有色眼镜”的范畴。治疗师的这些评判有些是不经意表现出来的。比如看到来访者容易指责抱怨，就自然认为来访者活在指责和控制的模式里；看到来访者的肢体语言表现出强势，就认为来访者活在拯救者的模式里；看到来访者弱里弱气，就认为来访者活在讨好里；听到来访者滔滔不绝，就认为来访者善于超理智和说教；看到来访者不愿意配合治疗师，就认为来访者活在打岔和回避或者逃避里。如果这样，治疗师就会把来访者以公式化的方式分出“三六九等”，让来访者感受到被“标签化”，从而认为自己越发“不好”，会迅速引发来访者的防御并导致咨访关系失联。

第三，治疗师时刻觉察自己是否被来访者勾到而引发投射或者“反移情”。

治疗师在咨询过程中，很容易被来访者“勾到”。特别是当治疗师不太喜欢来访者的说话方式、语音语调甚至表情和肢体语言时，治疗师很多时候会表现出反感、不耐烦、急躁、说教甚至态度强硬等，这些都属于精神分析理论中的“反移情”。一旦治疗师表现出这些因投射引发的负面情绪，来访者就会透过治疗师的“镜映”效应收到自己是“不好”的主观意识。

那么，治疗师如何让来访者感受到自己是“好”的呢？

一是治疗师需要让来访者充分“倾诉”。

“倾诉”需要治疗师通过如下的提问来完成：

1. 你可以描述一下你出生在一个什么样的年代吗？那个年代是否是物质匮乏的？是否是充满灾难的？是否发生过战争或者暴乱？是否发生过天灾或者重大事件？是否发生过饥荒或者受过饥饿？

2. 你可以介绍一下你的原生家庭吗？你有没有在单亲家庭长大？是否在重组的家庭里生活过？是否生活在留守家庭里？

3. 你是否有被送养或者抱养的经历？你是否被遗弃过？

4. 你可以描述一下你的爸爸妈妈吗？他们是否让你感受到不被重视或者特别偏心哥哥或者弟弟？你是否记得他们是怎样爱你的吗？

5. 你的爸爸妈妈有没有因为交不起学费而不让你上学？

来访者根据治疗师的上述提问，就会打开记忆的闸门，把过往的成长背景和经历一一倾诉出来。来访者在倾诉的过程中，会伴生痛苦、难过、悲伤、愤怒和怨恨等负面情绪。这些倾诉，对于来访者来说，本身就是一种“释放性”的疗愈。

二是治疗师需要无条件积极关注式地“倾听”。

认为自己“不好”的来访者，往往表现出“滔滔不绝”，经常是“一肚子苦水”，甚至“一千零一夜”都说不完。这就需要治疗师深度“倾听”。治疗师尽量做到不要打断、充满耐心、备好纸巾、允许来访者尽情地哭诉，甚至捶胸顿足，治疗师在来访者倾诉过程中需要用语气词“哦、啊、是啊、嗯”等呼应，必要时需要深度共情。这样，才能让来访者感受到被允许、被关注、被陪伴、被温暖、被支持，从而才能联结到来访者的“自我价值”。也许就在治疗师“倾听”的过程中，来访者才会感受到这是他在生命中第一次感到自己是重要的，自己是被爱的生命体验。

三是治疗师需要帮助来访者提炼和梳理成长中的“内部财富”。

治疗师在来访者充分又透彻的“倾诉”后，需要适时地帮助来访者看到和找到“内部财富”。这里所说的“适时”，是指治疗师时刻不忘治疗的“五大元素”中的“积极正面导向”。

因此，治疗师可以用下列提问来进行：

1. 如果把你之前描述的所有历程都称作“苦”的话，那么你是怎样走过来的？

2. 你是怎样学会自己照顾自己的？

3. 你是怎样获得爸爸妈妈对你的关注的？

4. 你是怎样争取去学校上学的？

5. 你的勇气从哪里发展出来的？

6. 你的勤劳和努力是从什么时候就学会的？

7. 你最强烈的想法和念头是什么？

8. 你从什么时候就下定决心要不怕苦难和不服输的？

9. 你是如何战胜困难、压力和恐惧的？

当治疗师运用这些提问时，就会把来访者带入深层次的改变历程。也许他自己尚且看不到或者找不到自己的“内部财富”，但是，治疗师需要用来访者走过的“事实”，通过他的“倾诉”所搜集到的信息，帮助来访者看到他的“好”，并一条一条与他核对和梳理，这样来访者就会感受到他的“自我价值”，也会感受到“好”的生命能量在汩汩涌动。

四是治疗师需要提升来访者的生命能量。

当来访者能够看到自己的“好”时，治疗师还需要在“专注改变”这一元素上下功夫。

治疗师可以通过下列提问来完成：

1. 想想看，如果那个过去的你现在站在你面前，猜猜他最想听到你告诉他什么？

2. 想想看，你过去向谁表达过这些脆弱呢？

3. 如果今天你的父母，听到了你曾经经历了这么多的痛苦、难过、伤心、愤怒等，他们会对你说什么？

4. 如果今天你的配偶听到你过去承受了那么多的委屈，他会怎样看待你？

5. 如果今天你的孩子听到了你过去承受了那么多的压力，扛过了那么多的困难和挫折，他会有什么样的感受？

治疗师的这些提问，会引发来访者回到“自我”层面，如何看自己的“好”。如果来访者能够看到和联结到自己的“好”，生命能量就会迅速提升；如果来访者还不能完全做到，治疗师需要运用角色扮演，分别扮演来访者的父母、配偶和孩子等角色对来访者进行反馈；如果在工作坊中，就需要现场寻找角色，从而引发来访者新的体验。当来访者完全感受到自己的“好”并深度体验到“自我价值”时，所有的“内部财富”就会像流动的小溪一样浸润到来访者的每一个细胞，来访者就在这样的体验中看到了一个崭新的自己。

十四、我们不能改变过去的事情，但是可以改变它们对我们的影响

这条理念，萨提亚主要教导治疗师如何帮助来访者改变对过往的认知。

我们每个人都是从婴儿一步一步成长到现在的。萨提亚在第一度诞生和第二度诞生中告诉我们，我们每个人都无权选择谁是我们的父母，以及我们以怎样的出生方式来到这个世界。直到第三度诞生时，我们才看到，原来我不是被期待的那个性别的孩子；原来我是父母多次流产才带着妈妈的战战兢兢来到这个世界上的；原来我是早产儿；原来我是用试管技术诞生的婴儿；原来我是剖宫产；原来我是弃婴；原来我不知道我父母是谁；原来妈妈因为我的出生就离开了我；原来我爸爸不喜欢我，甚至一家人都认为我是多余的；原来我是被送走的那个；原来我是被送养到别人家的；原来我没见过爸爸；原来我爸爸妈妈经常打我；原来爸爸妈妈说我丑又嫌弃我笨；原来我的父母经常吵架甚至对打；原来妈妈经常拿我当出气筒；原来我出生就有生理缺陷；原来我的父母也是有缺陷的人；原来我爸爸是个酒鬼；原来我妈妈是个妓女；原来我爸爸对我性侵过；原来我的哥哥也骚扰过我；原来我被同学霸凌过而没有人保护我；原来我爸妈在我很小的时候就离婚了；原来我生活在

后爸后妈家；原来我爸妈一直在外打工，把我留给了奶奶和姥姥；原来我的爸妈在地震中都死了……

这些都是来访者讲出的故事。来访者每当提及这些的时候，总是历历在目，好似刻在骨子里的画面一样，仿佛留在了记忆的最深处，想尽快赶走却又挥之不去。每当讲起这些过往的时候，来访者总是带着那么多的悲伤、难过、愤怒、憎恨、害怕和恐惧，声泪俱下，一时难以平复。

这就是每个生命的真相，这也是每个生命中所发生的客观事实。这些真相和事实涵盖了一个来访者从怀孕到出生、从幼儿到少年、从青春期到成人期、从原生家庭到生存环境的全过程，每一段都不可涂抹，每一段都痛心疾首，每一段都撕心裂肺。

每当遇到来访者诉说这些生命故事时，就会引发来访者一系列的负面认知及非理性想法。他们认为，世界上没有一个好妈妈；每个爸爸都不可靠；世界上没有一个好男人，男人都不是好东西；世界上从来不存在幸福，更谈不到幸福的家庭；人心都是恶毒的，不可以信赖任何人；如果你们不喜欢我，为什么把我带到这个世界上；我的存在就是多余的，我一文不值；这个世界到处都是不安全的；仇恨是让我活下去的理由……

那么，治疗师如何运用这条理念帮助这些来访者呢？

第一，建立联结和信任非常重要。

这样的来访者多数情况下是“带伤”长大的。所以，防御是他们的生存之道。他们万不得已，不会轻易向任何人吐露心声。只有在他们忍无可忍、万般无奈的情况下，才会选择心理治疗。因此，对心理治疗和治疗师的选择尤其关键。或许，在他们决定见治疗师之前，不知道有过多少次的挣扎和犹豫，也不知道通过各种渠道了解了多少个咨询机构，以及无可计数的治疗师。他们不知道什么样的治疗师才值得信任，不知道什么样的治疗师才可以不带任何评判地听他们说，不知道什么样的治疗师才可以接纳他们，不知道什么样的治疗师可以为他们保密，不知道什么样的治疗师才能真正解决他们的问题。因此，这个纠结的过程或许存在很长时间，也许经历了数十年。因此，治疗师一旦进入咨询进程，就需要首先与来访者建立联结和信任关系。

萨提亚说，联结就是“以人为本，予人关怀”“有联结的人生，需要以相当的耐心来达成一份人生智慧”“越是与自己、与他人有全然的、充分的联结，就越能感觉到爱、价值感和健康，并会更加明了如何有效地解决问题”。所以，治疗师需要把温暖、爱、关怀、真诚、善良、柔软、关注、重视、体贴、尊重贯穿始终。治疗师也需要留意等待、耐心、陪伴对来访者的至关重要。这样一份安全可信任的咨访关系就建立起来了。

第二，治疗师需要为来访者赋能并贯注生命能量。

任何一个来访者面对自己过往发生的不可告人的经历，一旦选择走进咨询室，就意味着勇气和力量。因此，治疗师需要时刻为来访者赋能，并把提升来访者的自我价值和生命能量贯穿咨询的始终。

治疗师可以运用下列提问来完成：

1. 是什么力量推动你走进咨询室？

2. 仅就你能够走进咨询室的这一件事，能否看到你是一个能够为自己生命负责的人？

3. 无论你过去发生了什么，哪怕是最难、最痛、最不堪回首的，你选择了走进咨询室，都意味着你有着巨大的勇气和力量要与过去告别，是吗？

4. 有数据告诉我们，世界上有 10% 的人一生都活在痛苦和悲惨里而不愿意走出来，而你在这个时段就愿意走入咨询室，这意味着什么？

当这几个提问一个一个进入来访者内在历程时，来访者就会有新的生命能量生出，然后就可以面对生命中所发生的一切。

第三，治疗师需要帮助来访者厘清“创伤”的界限。

有时来访者会把自己认为不好的过往发生的一切，都归结为创伤。这就需要治疗师清晰地帮助来访者梳理哪些属于创伤的范畴，哪些不属于创伤。如果不属于创伤的，也需要明确告知这些过往的“问题”性质，为来访者“心理减负”；对于那些属于创伤的，治疗师需要明确告知创伤处理流程和步骤，并在评估自己有充分治疗创伤专业和应用能力的前提下帮助来访者进行创伤疗愈和修复。这样，来访者就会心中有数、不骄不躁、有条不紊地跟随治疗师的专业节奏。

第四，治疗师适时带入认知改变和体验性转化。

如上所述，来访者一旦发生这些过往事件，带给来访者最大的影响就是认知的影响。有的来访者会认为这些事件对于他来说本身就是一场灾难；有的来访者认为这些事件的发生根本不可能更改，会在骨子里记一辈子；有的来访者会放大那些不好的影响；有的来访者会极度敏感，一触即发；有的来访者会发生扭曲和报复的想法；甚至个别的来访者会有自杀性的毁灭认知。究其核心原因，就是他们实在不能承受这份生命之痛，因此，来访者才会带着这样的痛苦从过去走到现在。

萨提亚告诉我们，我们需要改变的，不是过去发生的事件，而是这些事件带给我们的影响。

这就需要治疗师运用以下提问来改变来访者的认知：

1. 如果把过去发生的事件比喻成一座或者多座高山，截至今天，你跨过了吗?

2. 如果把过去你认为的那些“坏人”，再带到你面前，你还那么弱小无力吗?

3. 觉察一下，是不是很多时候，你不由自主地活在了过去所发生的事件或者影响里不能自拔?

4. 你是否觉察到，这些过去的人或者这些过去的事件一直在控制着你，而不是你在掌控它们?

5. 现在你已经长大、长高、长壮了，并且你也有知识、有智慧、有能力了，回看过往发生的一切，你还害怕或者恐惧吗?

6. 如果让你帮助那个过去受伤的自己，你会做什么?

7. 对那些伤害过你的人，你会把过去想说而不敢说的话说给他听，想做而不敢做的行为做给他看吗?

8. 你可以告诉他，你这么多年所承受的痛苦、委屈、难过、愤怒、仇恨和羞耻吗?

9. 你可以告诉他们，今非昔比，我已经完全成为一个有力量、有勇气、有智慧、可以自我保护的人了吗?

10. 当你做完这一切，觉察一下，你现在感觉怎么样?

11. 那些过去的影响还在吗？如果还在，你还可以做些什么呢？

12. 如果你的家人、你的孩子、你的学生、你的朋友看到你今天做到的这一切，他们会认为你是个怎样的人？

13. 如果你的孩子今天发生了你过去的这些类似事件，你会怎样做？

14. 再回顾一下过去伤害过你的人，他们还在吗？他们还有那么清晰吗？他们还有那么可怕吗？

15. 今天你愿意让他们淡出你的世界吗？

16. 今天你能否把一个全新的、有力量、有勇气的自己，邀请到自己的眼前而好好欣赏他、拥抱他、赞美他？

治疗师的这些提问，会带领来访者用体验性的方式改变认知，而不是完全在理性层面进行改变。通过上述一个个体验式提问，这种认知的改变悄悄在体验中发生了转化。

第五，治疗师需要对来访者进行整合。

当治疗师完成了上述步骤后，治疗师需要用冥想带领来访者进行整合。

请来访者闭上眼睛，倾听内心的声音。

我们每个人在成长过程中所发生的客观事实，对于每个人来说都无法更改、无法涂改、无法消除。

无论这个客观事实是创伤性事件还是丧失事件，已经发生的都成为过去，不能重演。

过去所发生的事实都有可能对我们造成影响，只是影响程度因人而异。

这些事实对我们的影响也与每个人的成长体验有关。

当我们很小，无力保护自己的时候，它就成为我们的羁绊，造成了我们的痛苦。

而今天，我们都长大了，我们有力量、有能力、有勇气去面对这些过去的事件对我们的影响。

因此，我们可以说、可以表达、可以释放，也可以选择原谅和宽恕，让过去的过去，让过去不再影响我们。

这样，我们就会跟过去告别。我们的生命能量就不会再被消耗。

我们就学会了更新过去事件对我们的影响，学会了用积极的、健康的方式去面对和应对过往，学会了做自己的主人。

这样，我们的生命能量就会因转化而发生改变。

请在内心告诉自己，我是我自己的主人，我可以主宰生命中发生的一切；我是我自己的主人，我可以主宰我生命的所有！

当你感受到周身发热、全身温暖，好像被光照亮的时候，请慢慢睁开眼睛，一个全新的你就来到了你的面前，拥抱他、祝福他。

十五、欣赏和接纳过去
可以提高我们管理现在的能力

这条理念，萨提亚教导治疗师学习如何把来访者从过去带到当下。

萨提亚模式特别强调“活在当下”。人本主义更加关注人的当下成长。因此，运用萨提亚模式进行心理治疗，就需

要把来访者从过去带到当下，也就是用今天的眼光看待过去的经历。

在之前的章节中，我谈到过“固着”这个词。一些来访者因为童年期遭受的痛苦和挫折太多，会一直“固着”在负面的痛苦体验中不能自拔。鲁迅笔下的“祥林嫂”就属于这种状态。

印度哲学家克里希那穆提说，“每个人的想法都指向过去”。

如果把一个人的记忆分成两部分，一部分是快乐，一部分是痛苦，试问对于一个人来说，对痛苦的记忆深刻还是对快乐的记忆深刻？答案一定是对痛苦的记忆深刻。因为痛苦的记忆会让大脑选择“遗忘”和“隔离”，也会让心理产生各种“防御机制”。比如我们常说的“不记得了”，就是最为常用的“否认”防御机制。只是很多人习惯了防御痛苦，也自然不知道自己是在防御。但是，每个人的身体记忆从来不会遗忘。人可以隔离疼痛，但疼痛仍然存在；人可以否认麻木，但是麻木也会在身体的某些部位随时发生。精神医学有个术语叫“木僵”，就是指一个人在极度恐惧下发生身体像木头一样僵直的状态。这就是很多来访者过去生活背景和成长经历中的各种痛苦，常常让他们活在过去的原因。有的心理学家说“回忆痛苦，有时会起到安慰作用”，这句话不无道理。或许是在过往痛苦发生的时候，从来没有人知道，也从来没有人关注和安慰的原因，因此，只有今天的自己可以允许过往的痛苦浮现出来并自我安慰。

快乐的记忆不存在防御。因为，快乐的记忆可以迅速转化成为生命能量。

有人说，好了伤疤忘了疼，是不是意味着可以用美好的感觉覆盖痛苦呢？这就是我们如何带领来访者运用这条理念的核心思路。

第一，治疗师需要带领来访者学习欣赏过去。

中国文化中强调“中庸”“内敛”“慎行”，这让很多人学会了谦卑和谦恭。但从另外一个角度说，他们也许会忽略了欣赏自己和欣赏孩子。父母很少能够自豪和骄傲地欣赏自己和孩子，总对孩子说“谦虚使人进步，骄傲使人落后”。父母也常常当着别人的面夸自己的孩子，而不会当着孩子的面对孩子竖起大拇指。很多父母常说，孩子不能夸，一夸就骄傲，一夸就翘尾巴，一夸成绩就落后。因此，很多人自然把欣赏和夸奖当作奢侈品深埋在心底，以致成为多年的渴望。

从冰山理论看，每个人都渴望被欣赏、被认可。这是每个生命所需要的心理营养。就像植物需要阳光雨露一样，心理营养是每个生命不可或缺的。比如花草树木，遇到阳光雨露，它就尽情绽放和生长；一旦遇到干旱，它就打蔫枯萎。以孩子为例，每个孩子听到妈妈的夸奖，看到爸爸的点赞，脸上的笑容就无比灿烂，生命所有美好似乎在那一刻全部绽放。这就是每个学生特别看重“三好学生”和“各种奖状”的原因。

因此，治疗师需要引领来访者欣赏自己、认可自己。

第二，治疗师需要带领来访者梳理欣赏自己什么。

萨提亚在与自己联结中曾经提到，越是与自己、与他人有全然的、充分的联结，我们越能感觉到爱、价值感和健康，并会更加明了如何有效地解决我们的问题。

萨提亚说，与自己联结就是：我和我自己更熟悉；我和我自己更亲密；我可以爱自己并且友善地对待自己的每一部分；我能够做我最感兴趣的工作；我有办法使自己活得更有意义、更亲近他人；我能够使自己更丰富、更有创意；我拥有我自己，我能够驾驭我自己。

因此，治疗师可以对照萨提亚的上述指引，带领来访者学习欣赏和认可自己。治疗师可以用下列提问来完成：

1. 你熟悉自己的外貌吗，包括你的耳朵、眼睛、鼻子、嘴巴、脸、牙齿、头发、四肢、身体？

2. 你能够欣赏身体的各个部分让你到今天仍然可以自由地听、自由地看、自由地说、自由地行走、自由地探索世界吗？

3. 你和你身体的每个部分关系亲密吗？你是否欣赏过自己的手创造了那么多生活的美好，比如会写字、会画画、会做各种工作、会做美食、会抱孩子、会抚摸、会帮助别人？

4. 你欣赏过你的呼吸系统和语言系统吗？它们让你会说话、会唱歌、会呼吸新鲜空气、会哭、会悲伤、会表达各种情感。

5. 觉察一下，当你能够欣赏自己这些的时候，你的感受是不是变得不同了？

来访者每回答一个治疗师的提问，就多了一份自我联结的体验，同时也自然提升了自我更新和自我管理的能力。

第三，治疗师需要帮助来访者做到如何欣赏自己。

很多人不但不习惯自我欣赏，很多时候也不习惯别人夸奖、赞美自己。我常常看到一些人，当别人赞美他时，他会连连说“你说的不是我，不是我，我没有那么好”。这就意味着，当他过往的成长经历从未获得过欣赏和认可，或者很少获得欣赏和认可的时候，他对今天到来的欣赏和认可显得非常陌生和不习惯。就像过去很多人一年都不穿一件新衣服，只能指望过年时穿上新衣服，而一旦穿上新衣服，顿觉浑身不自在一样。因此，治疗师需要带领来访者用体验性的方式，一点儿一点儿来尝试。步骤和方式需要由外而内、由浅入深。

1. 让来访者对着镜子里的自己，欣赏自己的脸，包括眼睛、鼻子、耳朵、嘴，欣赏中可以包括感恩和感谢。来访者可能第一次不习惯、不好意思、尴尬、说不出来、张不开口。治疗师需要带着极大的耐心，告诉来访者，这都没关系，并一点儿一点儿示范、一点儿一点儿引领来访者尝试，只要能够开启第一份欣赏，来访者就会产生新的体验，顿觉不同。

2. 让来访者伸出自己的手，对自己的这双手表达欣赏和感谢。来访者看到这双手的时候会想到什么？也许是一些故事，也许是一些场景，也许有一些难过和悲伤，也许有一些激动和感动。治疗师全然允许来访者一步一步对自己的手表达欣赏和感谢。

3. 把治疗师当作来访者“自己”进行角色扮演，让来访者对着“自己”表达欣赏和认可。从称呼“自己”的名字开始，看着“自己”的眼睛，一点儿一点儿表达欣赏和认可。尽量做到具体、细化、只描述不评判。然后由治疗师用在角色中的“自己”对来访者进行反馈，并反复练习，直到来访者完全做到可以流畅欣赏和认可自己时即停止，再让来访者反馈刚刚发生的体验。

第四，治疗师需要帮助来访者接纳自己。

因为贫穷落后及灾难频发，很多人一直活得不够好。究其不够好的原因，各有不同。有的人因为自己没上过学、不识字、成了文盲，自认为低人一等；有的人因为自己不好好读书，要么只上了小学，要么只读了初中，与高中也无缘，自觉知识浅薄，不敢见人；有的人因为没能考上大学或者没能读到理想的大学，自认为人生失败而心灰意冷；有的人因为没有一份好工作，没有一份理想的收入，自觉不成功而垂头丧气；有的人认为自己没有好长相，没有好身材，也可能因为残疾，常常感到自己丑陋不堪；有的人因创业失败、恋爱失败、婚姻失败，从而自暴自弃、焦虑抑郁，甚至割腕自残，而让自己关上房门、关闭心门、自讨苦吃。

当一个人活在这些不够好当中的时候，就意味着他不能接纳过去那个失败的、挫败的自己。这个时候就需要治疗师帮助来访者一个一个接纳过去不够好的自己。治疗师可以运用下列提问来帮助来访者：

1. 在你过往的经历中，父母是否把各种比较带入你的成长中？

2. 父母常常将你与谁比较呢？如果有，是一个还是多个比较对象呢？

3. 父母是不是常常让你在比较中看到自己某些地方做得不够好呢？

4. 这么多年过去，你现在是否内化了父母带给你的比较？

5. 今天回头重新看一下，父母拿你比较的，原来是父母缺少的还是你缺少的？

6. 你是否成了父母的“替罪羊”？还是只是因为你当年很小不知道分辨，便内化了自己的不够好？

7. 如果把一个人分成360份，你是只有一份不够好还是

360份都不够好？

当来访者一一回答上述提问时，自然就从不能欣赏认可自己转化到可以全然欣赏和认可自己了。来访者一旦转化，就自然提升了管理现在的能力。

第五，治疗师需要帮助来访者提升管理现在的能力。

如果来访者有时遇到外在的一些刺激，还会重复出现不能接纳自己的时候，治疗师可以通过下列提问来完成这部分整合：

1. 你今天愿意重新看看自己吗？你愿意对自己说，允许生命有缺陷、允许生命有遗憾、允许生命有失败、允许生命有挫败吗？

2. 当你能够说出这些允许的时候，你体验到了什么？

3. 你愿意告诉自己，我可以拥有我自己，我可以驾驭我自己，我有能力创造属于我自己的所有美好吗？

4. 你愿意对自己承诺，我要活成我自己想成为的样子，而不是父母、配偶，包括任何人期待的样子吗？

治疗师可以带领来访者一次又一次反复练习体验，直到来访者真正实现转化，管理现在的能力就实现了。

十六、迈向整合统一的一个目标
就是接纳我们的父母也是普通人
在他们本身具有的个体水平上与他们交往
而不是仅仅与他们的父母角色沟通

这条理念，萨提亚教导我们如何看待父母的有限和局限。

生命的本质是去角色的，即人人平等。而我们每个人又时刻活在角色里。

萨提亚说，我们每个人至少戴着三顶角色的帽子。

当我们还是婴儿的时候，我们就成了“宝宝”，会得到很多人呵护，而我们生命中最重要的那个人就是“妈妈”；而当我们长大一点儿的时候，我们就成了“男孩”和“女孩”，而我们生命中最重要的人除了“妈妈”还有了“爸爸”；当我们再长大一点儿，我们就成了“男人”和“女人”，而我们生命中最重要的人除了“妈妈”“爸爸”，还多了“妻子”或“丈夫”，而慢慢地，我们也成了“妈妈”“爸爸”。其间，也会穿插着成了姐姐、妹妹、哥哥、弟弟、儿媳、女婿等角色。人生就是在这样的重复中轮转交替的。所以，一个人的角色不是一成不变的，而是在不同时期出现不同的变化。这就意味着，我们也需要在不同时期随着变化而变化。

我们每个人都对角色存有期待和渴望。而最原始的角色就是父母。婴儿把母亲当作全世界，因而母婴依恋就成了每个人成长的关键需要。幼儿园的孩子，把爸爸当成他的英雄，他把父亲的背和手掌当作遮挡风雨、免遭伤害的高山和大树，只要有了爸爸，他便认为自己是大力水手、变形金刚。上学后，每个孩子希望爸爸妈妈是全班或者全学校最棒的，既懂数学又懂语文，不但懂英语，还能懂科学。孩子既希望父母是科学家又希望父母是领袖。回家后，希望父母其乐融融、相亲相爱，一旦父母吵架，他们就认为他们彼此不相爱了，一旦父母吵着离婚，他们就认为父母要抛弃他们了。因此，每个孩子天然地期待和渴望着父母是他们心中最完美的、足够好的父母。因为足够好的父母会给予孩子足够好的依恋和养育。孩子需要温暖的怀抱，妈妈第一时间给到；孩子需要即时的母乳，妈妈毫不犹豫满足；孩子喜欢吃的好饭好菜，父母不厌其烦；孩子受到的委屈和难过，父母尽其所能理解和安慰；孩子遇到的困难和伤害，父母竭尽全力给予保护和支持。所以，好父母会让孩子成为健康完整的人。

现实生活中，孩子期待的好父母只有一部分父母才能做到，也的确存在很多父母不能成为孩子所期待和渴望的好父母。比如有的人说，在他很小的时候，要么被父母打骂，要么被父母冷落或者拒绝；有的人说，他很小就被父母送人，被父母嫌弃；有的人说小时候父母不让他上学，大了还要替家里还债，甚至有时候还要成为父母的“父母”，来呵护和安慰他们。

当这些人成了今天的来访者，走进治疗室的时候，就表现出对父母的各种怨恨、各种不满。于是各种委屈、各种不能理解和不愿原谅一一呈现。我们看到，父母子女关系积怨成疾、伤痕累累，关系紧张。

那么，治疗师如何应用这条理念帮助来访者呢？

第一，治疗师需要先同理共情来访者的各种负面感受和负面想法。

来访者谈及爸爸妈妈，无论有多少怨恨、有多少不满、有多少愤怒、有多少委屈、有多少难过，治疗师都需要不带评判地倾听，不带忽略地陪伴，不带质疑地引领。这样，来访者就会与治疗师建立紧密的联结，增强来访者对治疗师的信任感，从而推动治疗师获得更深入的治疗信息。

无论来访者对父母持怎样的负面想法和非理性观点，治疗师都需要学习作为“容器”收纳进来，这对建立治疗联盟非常重要。比如有的来访者认为父母不负责任，不配做父母，想断绝父母子女关系；有的来访者直呼父母姓名而不能称呼爸妈，认为他们是罪人，要不是因为他们不可能导致来访者今天这样惨；有的来访者甚至想杀了父母，今生今世永不相见；有的来访者说即使父母病了、死了，他都不会掉一滴眼泪；有的来访者想把自己的姓改掉，从此不认这个爸和妈；有的来访者甚至想用各种方式来报复父母。凡此种种，治疗师都要学会不带评判地倾听，允许来访者对父母表达所有的想法。当来访者感受到来自治疗师的这种全然接纳后，在强烈或者激烈的发泄和释放后，才能看到自己对父母的期待和渴望。

第二，治疗师需要带领来访者看到自己对父母未被满足的期待和渴望。

我们常说，恨之深、爱之切。这句话，恰恰对应上了萨提亚的内在冰山理论。治疗师在充分同理共情后，即可带领来访者探索自己对父母的期待和渴望。

治疗师可以用以下提问来完成：

1. 你什么时候最无助？
2. 在最无助的时候，你最需要谁？
3. 你什么时候最脆弱？
4. 当最脆弱的时候，你希望谁来支持你？
5. 遇到困难的时刻，你告诉过谁？
6. 在委屈和难过的时候，你最希望谁在你身边？
7. 你什么时候告诉过父母，你需要他们？
8. 你是否对父母表达过你需要他们陪陪你、抱抱你？

9. 如果你对父母还有很多负面情绪，这些负面的情绪是否都指向过去未被满足的期待和渴望？

10. 你对父母的这些负面想法，是否在表达对他们的失望或者绝望？

11. 今天你能否一样一样地告诉父母你过去未曾被满足的期待和渴望？

12. 当你能够把过去藏在心里的话告诉父母，感受一下，内心有什么变化？

13. 也许父母仍然不能满足你的期待和渴望，但是你至少学会表达了，这对你来说是不是很重要？

第三，带领来访者看到父母的有限。

很多人在小的时候一直把父母全能化，认为父母无所不能、无所不行、无所不知。很多来访者也是带着这种全能期待进入成人社会的，所以会一直保留着这份期待而不“放过”父母。我们常说，“养儿方知父母恩”。意思是，只有当你进入成人社会，成为父母，也许才理解父母过去的有限。因此，带领来访者看到父母的有限的前提，是来访者已经成人并成为父母，才可以应用这条理念。

治疗师可以用下列提问来进行：

1. 你知道父母结婚时多大年龄吗？

2. 你知道父母结婚时的家庭条件和经济状况吗？

3. 你知道你出生时妈妈的健康状况和心情吗？

4. 你知道妈妈是否存在重男轻女的家族压力和心理压力吗？

5. 你知道父母在你出生前后是否存在躲避计划生育的管

控压力吗？

6. 你知道在你小时候父母关系怎样吗？

7. 你知道父母基于什么原因离婚吗？

8. 你知道妈妈为什么执意要一个人带着你生活？

9. 你小时候父母是否存在下岗、再就业、创业、外出打工的生存压力？

10. 你的父母是否一直在背负着家族或者他的兄弟姐妹的家庭负担而无力自拔？

11. 当父母无法排解情绪和压力的时候，你是否成了“出气筒”？

12. 今天想想，如果当初他们无论年龄、事业、家庭、经济状况、心态都准备好了的话，他们会对你怎么样？

13. 如果时光可以倒流，让你回到他们的从前，你会怎么样？

14. 现在想想，他们对你的打骂，对你选择送养，对你冷漠、拒绝、排斥、嫌弃等，是出自他们真实内心所为，还是无奈之举？

15. 当你回看这些，有没有看到你的父母和普普通通的人一样，既不是全能的，也不是完美的，而是和其他人一样恋爱、结婚、生子、持家、生存，你现在的感觉怎样？

当治疗师带领来访者看到父母过去的真相后，就会增加自己对父母的理解，进而推动来访者接纳和原谅。

第四，带领来访者看到父母的局限。

一个人的局限往往与受教育程度和认知水平有关。如果受教育水平低，认知范围会偏于狭窄或者导致狭隘，甚至

“认死理”，以致固执或者偏执。

治疗师需要通过下列核查带领来访者看到父母的局限：

1. 你父母的文化程度是怎样的？

2. 他们知道怎样成为孩子需要的好父母吗？

3. 他们的认知水平怎么样？会经常看电视、看书或者通过其他渠道学习吗？

4. 他们有主见吗？

5. 他们愿意采纳别人的不同意见或者建议吗？

6. 他们是否常常认为你就应该像他们小时候一样听话、懂事、乖巧？

7. 他们是否常常把自己所谓的“成功之道”复制到你身上？

8. 他们愿意敞开自己、觉察自己、成长改变吗？

通过这些提问，来访者就会看到父母的局限。父母不是不会，而是因为不懂；父母不是不懂，是真的学不懂、听不懂，或者根本不想学也不想懂。如果来访者能够看到父母真实的一面，就会在人性层面更多理解父母并放下对父母的期待和渴望，从而转向自己满足自己，而让来访者迈向自我整合。

十七、应对是在自我价值水平上的展示，我们的自我价值越高，我们的应对方式越健康

这条理念，萨提亚教导治疗师帮助来访者觉察应对与自我价值高低的相关性。

之前在冰山理论的学习中，我们曾经谈到过“应对”的概念，这里不妨再强化一下。所谓“应对”就是指一个人在求

生存状态下的一种沟通方式。而萨提亚对“应对”主要适用的场景是指在家庭中的沟通，意思是，不论是父母还是孩子，不论是兄弟还是姐妹，如果大家都处在求生存的状态中时，为了一些不值一提的小事，不但听不到彼此心平气和的讲话，看不到和颜悦色的表情，往往听到的是互怨互撑、大吵大嚷，看到的是怒目而视，甚至大打出手。所以，有人常用“鸡犬不宁”来形容一个家庭的求生存状态。

萨提亚所说的“求生存”，就是一个人如何能让自己活下来的现实状态。这就涉及一个人的基本生活所需是否获得满足，而基本生活所需包括吃、穿、住、用等基本生存保障。

不知道大家是否还记得饥荒年代。那是指1959—1961年发生在河南、河北、山东、四川、安徽、湖北、湖南等省份的特大旱灾导致粮食减产，致使很多家庭没有粮食吃，而只能啃树皮、吃野菜，甚至让很多人活活饿死。在那个年代，大家为了一粒粮食，为了一口粥，为了一碗饭，就可以争得你死我活、打得有你没我。可见，为了“有的吃”，没有任何亲情、辈分、道德、伦理可讲，弱肉强食也许是唯一的生存法则。更早以前的“走西口”“闯关东”就是这种求生存文化的体现。

也许大家还记得，在住宅匮乏时代，包括上海在内的一些大城市，很多家庭十几口人往往会挤在一个不足50平方米，甚至更小的房子里。每个人为了求一块“站脚之地”都会挖空心思、绞尽脑汁，甚至不惜放下脸面、撕破脸皮而“寸土不让”。因此，有人曾经用“立锥之地”来形容人们对“有的住”的深层渴望，是特别有画面感的。

“一分钱难倒英雄汉”，大家也许都有过这样的体验。在贫穷年代，金钱的重要性可想而知。钱对于任何家庭来说，是生存的支柱。我们在电影和文学作品中曾经看到的“把钱缝在了裤衩里”“把钱藏在米缸里”“把五分钱攥出汗”的画面，是当年人们对钱看重程度的生动写照。因此，钱对于很多人来说是安全感、获得感。有了钱就可以买米、造房、买衣服，让人活下来。人们常说“有钱能使鬼推磨”。我们看到改革开放之初，一些人对那些挂着外商符号的外国人所表现出的羡慕、讨好和奴颜婢膝的种种姿态，充分说明了在金钱面前一个人的各种应对。

如果一个人经历过贫穷、饥饿，包括战争、灾难的时代，这种创伤往往会影响一个人很长时间，甚至会产生代际遗传或者迭代影响。约翰·贝曼博士曾经说，一个人童年期所经历的创伤，如果不主动进行创伤治疗，最晚需要经历 11 代才能自消自灭。以每一代 20 年为例，算一下，要经历 220 年才能告别创伤。从这个数据来看，我们就知道了为什么那些出生在 20 世纪 20—60 年代的人，要么总是吃剩饭，要么经常囤粮食，要么爱穿带补丁的衣服，要么不肯乱花一分钱。如果他的孩子浪费粮食、随便丢东西、肆意买买买，他就会声色俱厉地指责孩子“败家”“不懂得珍惜”“不会过日子”等，于是导致“代沟”或者“沟通不畅”，而让两代人不合。

仓廪实而知礼节，衣食足而知荣辱。这句古训告诉我们，一个人只有跨越了求生存的发展阶段，才能真正“有话好好说”，才能谈修养，才能讲礼节，才能以一个“人”来呈现在另一个“人”面前。

那么，治疗师如何帮助来访者改变“应对”呢？

第一，带领来访者核查“指责”“讨好”“超理智”“打岔”这四种应对发生时所指向的人和事，以及场合是不是过往的投射。

治疗师可以运用下列提问来完成：

1. 当你在指责别人的时候，是不是看到了当年别人指责你的影子？

2. 当你在指责别人的时候，是否会期待别人尊重你、服从你、看高你？是否与当年指责你的那个人的感觉是一样的？

3. 当你在讨好别人的时候，是否想起你的爸爸妈妈过往会用这样的方式与别人相处？

4. 想想看，在你讨好的时候，你会认为对面的那个人高高在上、颐指气使吗？

5. 当你对别人经常说教的时候，有没有感觉到你就是这样长大的？

6. 说教对于你来说，是不是要求对方服从和尊重你？

7. 当你在逃避或者躲避矛盾和冲突的时候，有没有觉察到是从谁那里学来的？

8. 在你的记忆中，父母中有没有一遇到压力或者冲突就一走了之的时候？

来访者从上述提问中就会增强对“应对”新的觉察，找到了原因就可以改变了。

第二，带领来访者对照“低自我价值的15条”觉察“应对”出现的情境。

治疗师可以用下列提问来核查：

1. 当你“总觉得自己会受骗”时，你会选择“打岔逃避”吗？

2. 当你“总会觉得被人羞辱、鄙视”时，你会“讨好”或者“打岔走开”吗？

3. 当你“把自己推向受害者深渊”时，你会“指责”别人对你不好吗？

4. 当你“为了自我保护，把自己封闭起来”，你会“说服（超理智）”自己，外面的人和环境都很危险或者不安全吗？

5. 当你“不愿意相信别人”时，你会“指责”对方居心叵测吗？

6. 当你“对周围的事显得麻木不仁、冷漠无情”时，你会暗示（超理智）自己，这个世界是冷酷的或者经常让自己躲避（打岔）吗？

7. 当你“不愿意去看、去听”时，你是否在告诉（超理智）自己，一切都很无聊？

8. 当你“习惯于挖苦、蔑视他人”时，你是否觉察到自己在“指责”？

9. 当你“通过否定周围的一切来获得自我保护”，你是否意识到自己在“说教”？

10. 当你“一遇到挫折就以失败者自居，自我贬低自我惩罚”，你有没有感觉到自己在回避，在“打岔”，或者在自我“指责”？

11. 当你“用酗酒、吸毒或者其他逃避方式应对挫败”时，是不是意味着对压力的逃避和“打岔”，或者对自己的“指责”和攻击？

12. 当你“即使获得许多成功还是自寻烦恼地怀疑自己的价值，一个小小的打击也会让你有天塌下来的感觉”时，是不是意味着在“指责”自己的弱小和无能?

13. 当你“不能自我欣赏”时，是不是在暗地里“指责”自己?

14. 当你“通常想从妻子、丈夫、子女那里得到肯定”时，也在不时地“指责”自己?

15. 当你“总想操纵别人”时，是不是一直在“指责”或者抱怨他人做得不好?

治疗师切忌“一股脑”逐条做完，而是需要针对来访者的不同情况，耐心有体验性地对照核查。

第三，治疗师需要带领来访者针对“高自我价值的 14 条”核查“应对”的改变。

如果来访者对照低自我价值 15 条对“应对”的核查出现困难，治疗师也可以直接对照“高自我价值 14 条”把来访者带入改变。

治疗师可以运用下列提问带出改变:

1. 当你“能够了解和珍视自己的身体”时，你还会不喜欢（指责）自己的身体或者在乎别人怎么看（指责）你吗?

2. 当你“发现自己的美丽和价值”时，你还会鄙视（指责）自己或者看低（指责）他人吗?

3. 当你能够“真诚友善地对待自己和他人”，你还会对自己说教或者对他人“讨好”吗?

4. 当你“愿意冒险”时，你还会“指责”自己的胆小懦弱或者逃避（打岔）危险吗?

5. 当你“喜欢创新”时，你还会逃避、躲避（打岔）压力和困难吗?

6. 当你“能够在环境要求下做出改变”时，你还会“指责”他人不改变或者把自己隐蔽（打岔）起来吗？

7. 当你“能够找到方法来接纳新的和不同的东西”时，你还会抱怨（指责）自己无能吗？

8. 当你“保留旧有的有用的部分，丢弃没用的部分”时，你还会说教吗？

9. 当你“内心敏锐”时，你是否可以接纳（不指责、不打岔、不讨好、不说教）全世界？

10. 当你“有趣、能干、有爱心”，你是否可以爱全世界（不指责、不打岔、不讨好、不说教）？

11. 当你“负责”时，你是不是对自己满满的欣赏，而不再有“打岔”或者“逃避”了？

12. 当你“公平竞争”时，你是不是就无须“指责”别人或者贬低“指责”自己了？

13. 当你“富有同情心”时，是否感受到不需要对任何人看低（指责）或者说教，并能迅速彰显你的博爱？

14. 当你“既温暖又刚强”时，是不是意味着你可以拥有全世界（不指责、不打岔、不讨好、不说教）？

这样，治疗师就会把来访者带到高自尊的健康应对中，这就是萨提亚所说的“一致性”，是每一个人的成长目标。

十八、人类的过程具有普遍性和共通性，因此它可以发生在不同的情境、文化和环境中

这条理念，萨提亚教导治疗师如何打开来访者的视角，

并把来访者从个体带入群体，从个性带入共性，拓展他们的认知。

从宇宙的角度，我们知道了天、地、万物；从万物的角度，我们知道了人、动物、植物、无机物、有机物；从生物的角度，我们知道单细胞、多细胞、菌类和藻类；从植物的角度，又可以分出裸子类、被子类、苔藓类、蕨类等；从动物角度，又可以分出灵长类、哺乳类、爬行类、啮齿类等；从人类的角度又分出男人和女人。如果再细分，无穷无尽。这就产生了各个学科的发展。不同学科都在不停地细分再细分。老子说，道生一，一生二，二生三，三生万物。

落到每一个生命，都是从小到大、从个体到群体、从无到有、从少到多、从弱到强的发展过程。

发展心理学告诉我们，每个生命都是从受精卵开始的，然后经历胎儿期、新生儿期、婴儿期、幼儿期、少儿期、青春期、成年期、中年期、老年期这样一个生理发展过程。也会经历从托儿所、幼儿园、小学、初中、高中、大学、工作、恋爱、婚姻到家庭的社会化发展阶段。

精神分析理论从四个维度告诉我们，每个人的心理发展，都会在不同阶段表现出相同的成长历程；意识层次说认为，每个人都会经历从潜意识到意识的过程，之后即交替发展；性心理发育理论告诉我们，每个人都会经历口欲期、肛欲期、俄狄浦斯期、潜伏期的心理变化；本能学说告诉我们，每个人的心理都会发展出“生存本能”“死亡本能”及“攻击本能”；人格理论告诉我们，每个人都会经历“本我”“自我”“超我”的发展及交替发展阶段。

萨提亚告诉我们，我们每个人都是从原生家庭一步一步走向社会化发展的。每个人都会受原始三角关系影响。每个人都对父母有期待和渴望，期待有爱自己的好父母，渴望父母亲密和家庭幸福。每个人对爱的渴望和对家的归属，都是相同的。

那么，治疗师如何把这条理念应用到来访者的咨询历程呢？

第一，治疗师需要从人类共通性的角度把来访者从消极悲观转到积极正面。

但凡发生心理困扰的人，或许都会认为，厄运只降临在他一个人身上，是因为他倒霉，运气不好。要么遇到了不好的人，要么遇到了不好的事。因此，很多人会求神拜佛、祈福消灾；或者家里供奉神仙，保佑平安。一旦走入咨询室，也把希望寄托于治疗师身上，乞求治疗师帮助他消灾解惑。那么，治疗师就需要告知来访者，任何人出现心理困扰，都是有原因的，只是来访者没有受过心理学的训练，不知道原因出在哪里。随着学习的深入，自然就会找到心理困扰的原因，进而进行深入探索，才会发现症结，找到解决问题的办法和方法。所以，每个人一旦出现心理困扰，都会经历从否认到承认、从悲观到乐观、从消极到积极、从逃避到面对、从无所适从到有章可循的这些心路历程。这样，就让来访者看到了人类出现心理问题的共性和普遍性，而不只是他一个人“魔鬼上身”“厄运降临”。来访者就会从负面无助转化到积极改变。

第二，治疗师需要从人类心理发展的普遍规律的角度带领来访者走出困扰。

认识人类心理发展的普遍规律，需要治疗师具有深厚的专业储备。

首先，治疗师需要熟悉 DSM-5 的诊断标准。

对于 3～6 岁被诊断为“孤独症谱系障碍”的儿童，如果父母前来求助，治疗师需要帮助来访者探索患儿从怀孕到出生及养育的信息，然后可根据“表观遗传学”理论帮助来访者建立重新养育的意识，并进行示范，再定期观察和后期跟进。这样，来访者就会从认知误区中解放出来，并认识到包括基因在内的发生发展和改变规律。

对于被诊断为“多动症”孩子的父母前来求助的，治疗师需要十分明确“多动症”的诊断标准，要逐条逐个症状与来访者核对，一起评估孩子真的是“多动”，还是因为“多动”引发父母的关注，从而让来访者认识到“多动”的发生发展规律。

对于被诊断为各种“神经症”的患者前来求助的，治疗师需要充分了解各种神经症的诊断标准，然后从来访者的外在冰山切入与来访者进行“病因”探索，从而找出前因后果的逻辑关系，帮助来访者“去病耻化，去症状化”，就可以使来访者从共性的神经症发生发展规律总结出对照自己的经验并从困扰中走出来。

对于各种人格障碍的来访者，治疗师在明晰各种人格障碍的诊断标准后，可以与来访者探索童年期的养育，以及 18 岁前成长的背景和经历对构成“人格障碍”的影响，这样就可以让来访者“去敏感化”，进而增加来访者新的觉察和思考，有利于推动改变。

其次，治疗师需要把一个生命每个发展阶段的心理发展的共性规律告知来访者，减轻来访者心理承重。

以“产后抑郁”的来访者为例，需要告知来访者产后抑郁可能发生的原因。要么因为高龄产妇，要么因为身体，要么因为孩子早产，要么因为婆媳关系不和，要么因为夫妻关系冲突，要么因为经济压力，要么因为精神压力，要么因为没有帮手，要么因为情绪垃圾过多，要么因为之前多次流产，等等。当帮助来访者探索这些可能性原因的时候，来访者便会看到原来产后抑郁不仅是自己的原因，也是由多个原因导致的，且不同的人存在个体差异。这样就使来访者的心理压力减轻，并从中看到希望。

以孩子不上学前来求助的来访者为例，治疗师需要了解孩子的养育情况：是父母独立养育还是隔代或者多代养育，是父母远离孩子养育还是在身边养育，是孩子进入青春期的叛逆表现还是因为父母与孩子共生所致，是孩子抵抗父母期待过高还是孩子对抗学校和老师压力的外在表现等，当这些原因逐一与来访者核对时，来访者便从共性的发展规律中缓解了焦虑，从而会寻求新的解决方案。

以害怕恋爱或者恐惧结婚的来访者为例，治疗师需要帮助来访者核查父母的关系是否存在长期冲突，或者疏离，或者经常发生家庭暴力现象。核查来访者是否在单亲家庭长大，是否在重组家庭长大，核查来访者是否遭受过性骚扰或者性侵犯，当治疗师把这些规律性的原因一一与来访者探索后，来访者便会豁然开朗。

第三，带领来访者从特殊性和差异性中寻找普遍性和共通性。

有些来访者由于成长的特殊性，会在认知层面中固着在某一个点上而遇到困扰。

比如独生子女这一代，无论男性还是女性，“自我中心”或者“唯我独尊”似乎成了“普遍现象”和“理所当然”。但当他们进入社会关系，比如职场关系，在与人相处时，无论是同事还是老板，如果再继续“唯我独尊”，就会出现人际关系困扰。或者，当他们进入婚姻关系中，如果对方不是独生子女，而是多子女家庭长大，在夫妻相处过程中，也会发生不能完全“自我中心”的冲突。这样就会让来访者产生疑问，为什么我所碰到的人都是这样“不拿我当回事”呢？难道“把我当回事”的想法不对吗？这时就需要治疗师告知来访者，原来在人际关系和亲密关系的相处上，需要既照顾自己，还要兼顾他人，也要兼顾场合和情境，只是因为你是独生子女，只熟悉一个人的成长，而没有学会两个人相处或者多人相处的经验。这样，就会不自觉地忽略他人和情境，从而解开来访者心里的谜团。

再比如不同民族有不同的民族风俗和习惯。尊重每个民族的风俗和习惯已经上升到法律。那么，不同民族的人一旦建立职场人际关系或是亲密关系，就需要求同存异，而不能将自己民族的风俗和习惯强加给另一方，或者故意破坏另一方的民族风俗来满足自己，这样就会尽量少地带来关系上的困扰。

再有，不同地域也会有不同的地域文化。比如四川吃麻、湖南吃辣、广东喜淡、上海喜甜。这是多年来气候水土的原因自然形成的饮食习惯。又比如不同群落也有不同的讲究，无论是客家人、潮汕人，还是东北人、胶东人，各有不同的家族传统和生活讲究。我们常常听到的海派文化、岭南文化、晋商文化、巴蜀文化等，都在表达着每个地域都有与众不同的独有特色。那么，作为这些不同文化区域的来访者，治疗师一定要在了解不同地域文化特色的前提下，先尊重和接纳本土文化和风俗，再从个性推演到共性。当下的中国，随着越来越多的移民现象发生，移民城市的崛起，也预示着多元文化的融合和共处。当治疗师把这些文化共融因素带入时，来访者的视角便从个体走向群体，从个性开始融入共性。

十九、过程是通往改变的途径，内容形成了改变得以发生的情境

这条理念，萨提亚教导治疗师帮助来访者认识心理疗愈的进程和历程。

我们每个人都有过感冒的体验。任何一次感冒，无论是风寒感冒还是风热感冒，通常都要经历恶寒、发烧、流鼻涕、鼻塞、浑身酸痛、四肢乏力这些症状，而且最快也要经过七天才能痊愈。

心理治疗也是有历程和进程之分的，合起来叫作过程。

对于治疗师来说，来访者的改变不是一下子就发生的，改变本身就是一个历程。很多新手治疗师，在第一次咨询中就期待着来访者的改变发生，或者主观加力，希望来访者发生改变，结果则是“欲速则不达”，不但没有达到效果，反倒引发来访者反感或者失联，进而“脱落”。即使一些成熟的治疗

师，也不是一两次就可以推动来访者改变的，心理治疗本身就是一个水到渠成的过程。

对于来访者来说，当选择心理治疗的时候，就意味着选择了改变。来访者在意识层面无时无刻不希望走出困扰，获得开心、快乐、健康和成功。只是来访者不知道从哪里开始，不知道过程会发生什么，不知道是可以和盘托出还是选择一部分保留，不知道所选择的治疗师是否可以帮到自己，不知道是否存在风险，不知道自己能否达到预期效果。这一系列的不确定，就制约了来访者改变的进程。

那么，治疗师如何运用这条理念来推动来访者改变呢？

第一，治疗师需要告知来访者心理治疗的五个进程。

任何一个心理治疗，从来访者选择治疗时开始，大都需要经历以下五个历程，即承认、允许、觉察、接纳、改变。

1. 承认。是指来访者能否承认生命中发生了什么，经历了什么，承受了什么。这些对于来访者的心理治疗是非常重要的开始。

比如来访者选择治疗师就是希望处理父母去世、兄弟姐妹离开、孩子夭折、伴侣亡故等丧失和哀伤事件。这就涉及很重要的一个前提，就是来访者能否承认“我生命中如此重要的那个人离开了”。很多来访者一直不能承认、不愿意承认、不敢承认“这个人”已经离开了这个真相和事实，因为一旦承认就意味着“痛苦”，就意味着“告别”，就意味着“面对”，就意味着“阴阳两隔，永不相见”。所以，很多来访者在治疗室或者在工作坊中会一直不停地哭，或者边哭边喊“妈妈没有死”“爸爸没有离开”“我不让他走，他一直在我怀里”“你走了我可怎么办”“我再也找不到爱我的人了”等，因此，很多来访者宁愿选择一直“压抑”“忍受”“拖延”这份难过和悲伤，而不愿意“迅速”“即时”处理，就是因为这份“悲伤”“悲痛”或者“哀悼”在来访者的心中分量太重太重，一旦决定处理，就意味着来访者需要积累很多的力量和勇气才能面对。

2. 允许。是指当来访者能够承认生命中所发生的这些事件有多痛、有多难、有多不堪、有多羞耻时，就会有一系列的内在感受和外在情绪流淌和迸发出来。有的来访者失声痛哭，有的捶胸顿足，有的面目狰狞，有的脏话连篇，有的要打要摔，有的以泪洗面，有的自责数年。这就是每一个来访者内在历程随着承认的发生而自然涌动。因此，治疗师无论是一对一的治疗还是在工作坊中的团体治疗，一定要充分允许来访者进行宣泄或者发泄。因为这是积压在来访者心中多年的心理重负，一旦松动或者决定“放下”，自然会像泄闸的洪水一样，肆无忌惮，一倾而空。只是治疗师需要注意保证来访者不能自我伤害或者伤害他人，同时保证来访者身心安全即可。

3. 觉察。是指来访者基于“承认”和“允许”，在“内心”把积压多年的那些影响自己的情绪或者背负清空之后，就可以留有“空间”进行觉察了。而觉察的内容就是这些过往的“真相”和“事实”带给自己的影响。包括这些影响是什么、影响有多大，以及影响究竟有多重，进而才能让来访者对照原生家庭系统和冰山系统来思考自己究竟哪里出了“问题”。是因为哪些重要他人让自己出了“问题”，是因为哪些“未被满足的期待和渴望”而影响自己这么深，是因为哪些哀伤和创伤没有处理而影响至今。这样，来访者就越发清晰自己“问题”的前因后果。

4. 接纳。是指来访者有了上述觉察后，就会更加接纳“真相”和“问题”，以及“影响”背后的原因和意义。来访者可以从这些“真相”中看到了父母的“有限”和“局限”，看到原生家庭的不容易，看到一家人所处时代所造成的太多不如人意以及不可逆转，看到自己所经历的那些痛苦和艰难，让自己习得更多的生存智慧和坚韧品格。从而可以从负面中抽离，带着欣赏和感谢更好地面对过往、朝向未来。

5. 改变。是指来访者在心理治疗中经历了上述四个步骤后，就可以去到“改变”的心理位置了。改变意味着来访者可以从过去习惯化的应对模式转向“一致性”沟通模式；意味着来访者可以与过往的痛苦、悲伤、难过、愤怒、憎恨告别，以一个崭新的自我创造更多的美好；意味着来访者可以改变对过往所有负面的认知；意味着可以欣赏认可自己、关怀和爱自己，让自己的生命力得到绽放。

第二，治疗师需要一步一步启动来访者的治疗进程。

任何一个来访者都是带着各种议题进入咨询室的，同时又是带着各种压抑和防御来见治疗师的。来访者的心理治疗进程可以用“步步小心、时时留意、谨小慎微”来形容。

如果总结一些规律性的进程，来访者前来求助无外乎以下两大原因：一是因为关系而来；二是因为事件而来。

1. 来访者因为关系而来，治疗师需要聚焦以下关系进行评估：

（1）与妈妈的关系；

（2）与爸爸的关系；

（3）与兄弟姐妹的关系；

（4）与配偶的关系；

（5）与孩子的关系；

（6）与领导或者权威的关系；

（7）与同事、同学、朋友的关系，等等。

来访者因为关系而来，治疗师要厘清关系中的“投射”，一般如下：

（1）夫妻关系会投射与“妈妈”或与“爸爸”的关系；

（2）与领导、老师等权威的关系会投射与“爸爸”的关系；

（3）与同事、朋友的关系会投射与“妈妈”“爸爸”的关系，以及与“兄弟姐妹”的竞争关系；

（4）与孩子的关系会投射与“自己”的关系；

（5）与“性”或者“恋物”“窥阴”“暴露”的关系会投射与“妈妈”或者“爸爸”的依恋关系。

2. 因为事件而来，治疗师要聚焦在以下两类事件进行评估：

一是丧失和哀伤事件。主要涉及以下内容：

（1）父母丧失、配偶丧失、孩子丧失、兄弟姐妹丧失、至爱亲朋丧失；

（2）搬家、转学、调换工作、出国、丧失心爱的物品、丧失心爱的宠物等。

二是创伤事件。主要涉及以下内容：

（1）地震、山洪、海啸、台风、滑坡、暴动等自然灾害；

（2）火灾、房屋倒塌；

（3）交通事故、意外事故；

（4）走失、被杀、被抢、被绑架；

（5）性侵犯；

（6）失恋；

（7）自杀。

第三，治疗师需要把握来访者由外而内、由浅入深的冰山历程。

来访者的进程一般都是由外而内进入的。

1. 多数来访者经常以情绪不好、关系不顺、睡眠障碍、沟通不畅、饮食不佳等外在表现出来的症状前来求助。

2. 青少年父母或者青少年经常以逃学、厌学、退学、打架、网瘾、早恋、赌博、吸毒、离家出走等外在行为前来求助。

3. 青年人经常以不工作、不想工作、工作没兴趣、与领导同事关系处理不好而前来求助。

4. 女性来访者常常用情绪来呈现问题。

5. 男性来访者常常用想法和观点来呈现问题。

6. 无论用情绪还是用想法呈现问题，都会指向期待和渴望层。

7. 重在识别情绪、想法、应对姿态等外在包裹下的期待和渴望。

8. 聚焦期待和渴望进行澄清，让期待和渴望变得明晰、具体。

9. 探索期待和渴望未被满足时的原始三角关系。

10. 从原生家庭中的三角关系里看期待和渴望的满足和处理。

11. 从过去的负面体验拉到现实，聚焦在关系和事件对来访者的影响来探索。因关系而来的，处理未被满足的期待和渴望；因事件而来，处理事件带来的消极影响以及转化。

12. 澄清、转化、提升、赋能，提升来访者生命力和生命能量。

第四，治疗师需要识别和评估来访者的治疗目标，并注意与治疗师的治疗目标的交叉与并轨。

很多来访者似乎都是带着这些想法和期待走入咨询室的。

1. 来访者的治疗目标往往都是不确定、不具体、不清晰的；

2. 来访者往往都是希望治疗师顺着他的思路走的；

3. 来访者往往都是带着投射找到治疗师的；

4. 来访者往往都希望治疗师满足他的各种期待和渴望；

5. 来访者往往会用攻击或者隐形攻击来与治疗师互动；

6. 来访者往往会用讨好来取悦治疗师的。

基于来访者的上述情况，治疗师需要从专业的角度对治疗目标进行评估并与来访者的咨询目标进行并轨。咨询过程中需要带入如下觉察：

1. 来访者说啥信啥，说治疗什么就治疗什么，往往是错的。

2. 时刻识别来访者与治疗师之间的投射关系，即投射的是谁，投射的内容，投射的强度。

3. 治疗师需要时刻把结构化和概念化的评估带入治疗中，因此，需要时刻澄清、时刻聚焦。

4. 治疗师需要时刻把萨提亚模式的“四大治疗目标”带入治疗过程。对来访者自我价值的提升尤为重要。

5. 治疗师需要时刻把增强来访者的觉察带进来，使咨访关系变成双人舞蹈关系，即形成带领和引导关系而不是控制和强拉硬拽的关系。

6. 治疗师需要时刻把萨提亚模式的“五大元素”带入治疗进程，特别是体验性、积极正面导向和聚焦改变的部分须臾不能放松。

7. 治疗师需要对投射持有高度敏感态度，尽量做到张弛有度、游刃有余。即允许来访者投射但又时刻让来访者知道该投射，允许来访者退行又时刻推动改变。

8. 治疗师需要时刻在双重角色下工作。即我既是治疗师又是来访者。让两个角色相互转换，不露声色。换句话说，我既是你，我又不是你；我是我，你是你；我们是我们。

9. 治疗师需要多练习共情。对来访者的感受体验得越深，治疗效果越好，转化和改变的应用就越轻松和到位。

第五，治疗师需要现场示范如何把“来访者的内容形成改变发生的情境”，进而开启来访者的内在历程。

1. 选择来访者当下最容易表现出来的“外在”开始提问。比如来访者当下的情绪，当下的语气、语调，当下的应对姿态，当下的行为……

治疗师可以从以下提问开始：

看来你有很多的负面情绪，可以说说你近期发生了什么了吗？

我发现你有很多要说的话，你可以慢慢地一点儿一点儿讲出来吗？

我看到你的腿一直在抖，可以告诉我此时此刻发生什么了吗?

我看到你的眼睛红红的，脸色也不太好，有什么想讲出来的事情吗?

2. 选择来访者最想讲的事件、故事开始提问。

3. 通过外在引向内在。通过外在的情绪、故事、行为、事件引向想法、观点、态度。

比如在核查想法和观点层面时，治疗师可以用以下提问带入：

你是否觉察到有什么限制性的信念在束缚着你?

你知道这些限制性信念是什么吗?

你愿意把这些限制性信念变得更加有弹性而增加更多的可能性吗?

如果你坚持这些限制性信念，会让你收获什么呢?

4. 通过故事引发感受或者通过想法引发感受。当来访者从外在开始表达的时候，咨询师需要通过联结让来访者进入内在历程，来访者便可以从想法或者从外在进入内在感受。

治疗师可以用以下的方式提问：

你此时的感觉或者感受怎样?

你能够觉察当下的感受吗?如果是不舒服，那不舒服是什么，可以说出来吗?

5. 通过感受引发深层感受。当来访者只能描述部分感受的时候，治疗师需要具备准确共情同理的能力，即治疗师可以准确抓住来访者隐藏的感受，即来访者感受到了却无法表述出来的感受，然后代来访者把压抑在潜意识的感受表达出来，并与来访者核对或者启发来访者自己浮现出更加深层的感受。

比如治疗师可以运用共情或者镜映技术直接提问。

你的眼泪是在表达悲伤吗?

你能够接触到你的委屈吗?

你会表达你的愤怒吗?

触及恐惧是被你允许的吗?

…………

6. 通过感受引发期待或者渴望。当来访者能够表达感受的时候，一定会引发期待和渴望，此时，治疗师需要与来访者核对、澄清来访者的期待和渴望。

治疗师可以用以下提问来核查来访者的期待和渴望：

你会表达自己的需要吗?

在你遇到困境的时候，你会向谁求助呢?

你会表达拒绝吗?

你能觉察有时会给别人带来压力吗?

这些期待或者需要对于你来说有多重要，你知道吗?

你愿意放过自己或者放过他人吗?

你愿意降低一些要求而让关系变得更放松和流动吗?

7. 通过期待和渴望聚焦关系探索。当来访者能够表达期待和渴望的时候，就会聚焦到关系上，这种关系无论是对配偶的、对孩子的、对父母的、对兄弟姐妹的、对自己的，都要一一加以核对和澄清，核对澄清的结果聚焦在原始的三角关系。

比如在核查渴望层面时，治疗师可以这样提问：

你会感受到被爱吗?

在你的生命中，你和谁最亲呢？

你得到过关注和重视吗？

你会表达你对欣赏和认可的渴望吗？

你会心疼自己吗？

8. 探索来访者如何满足或处理自己未被满足的期待和渴望。

治疗师可以运用下列提问：

你愿意放下这些不能满足的期待吗？

如果这些期待暂时不能获得满足，你愿意搁置或者保留一段时间吗？

如果某些期待实现不了，你愿意换一种方式去满足吗？

如果你认为自己长大且有能力了，你愿意自己满足自己的期待吗？

9. 帮助来访者探索生命资源和成长宝藏，提升自我价值和生命力。

治疗师可以通过如下提问来核查：

通过上述一层一层的冰山核查，你现在感觉怎样？

你如何看待你自己？

你拥有怎样的成长资源和动力？

你值得拥有幸福和快乐吗？

你值得获得别人的欣赏和认可吗？

你可以为自己的成长点赞吗？

你可以成为你生命的主宰吗？

你喜欢你自己吗？

你是自由的吗？

你足够可爱、美丽、帅气吗？

这些提问，就把来访者带入与自己相遇的历程。提问过程可以在冰山各层上下穿梭、自由流动，聚焦在历程性。

第六，治疗师需要带领来访者觉察不同“应对姿态”背后隐藏的信息。

1. 对于“指责型”的来访者，从他指责的行为、语气、情绪开始切入，在联结足够时，直接进入期待或者渴望层面。

2. 对于“超理智型”来访者，从他最熟悉的想法、观点层面切入，在解除来访者防御的时候，进入感受层面，或者先让其觉察一下身体的感觉，再进入内在体验。功力足够的话，可以通过雕塑进行体验性觉察和探索。

3. 对于“打岔型”来访者，从关注来访者内在最深的“害怕”开始，用治疗师的尊重、接纳、同理、温暖开始慢慢切入，切忌“急和快”。

4. 对于“讨好型”来访者，从感受切入，聚焦在压抑的愤怒和愤怒背后隐藏的期待和渴望进行探索。

5. 在应对层面的核查时，治疗师可以运用提问技术与来访者进行如下探索：

你有没有留意到，你有时会用指责的方式？

你是否觉察到你常常压抑自己或者讨好他人？

你有没有觉察到你有时候会用说教或逃避、回避的方式来应对压力？

如果是，那是在什么样的情境下发生的呢？

这样就会把来访者一步一步从外在的内容带入改变的情境，改变就慢慢发生了。

二十、健康的人际关系
是建立在价值平等的基础上的

人际关系是人与人之间建立的联结。

一个人最初的人际关系是基于生命发生，基于角色建立的。比如婴儿因为出生就有了与妈妈的母婴关系，与爸爸的亲子关系。而在母婴和亲子关系里，孩子又会因为依恋和依附关系才能健康成长。当孩子上幼儿园时，他就发现原来可以离开妈妈，与小朋友建立伙伴关系了。于是与妈妈的关系便从一元关系过渡到二元关系。但这种关系在一天的时间里，只是少数时间发生的。当孩子从幼儿园回到家里后，又与妈妈回到了一元关系中，再次重复依恋和依附模式。因此，孩子在原始的三角关系里，是在与妈妈依附、分离，再依附、再分离的关系中长大的。

当孩子上了小学后，母婴之间的一元关系开始慢慢淡化。一元关系慢慢被同学之间的社会关系所取代。当孩子进入中学后，心理发展到了青春期，就意味着孩子与妈妈的一元关系即将发生解体，孩子开始反感妈妈对他的控制、捆绑，甚至极力地推开妈妈。这时的青少年开始与爸爸建立一种“成长性”的新型关系，希望爸爸尊重他、为他指点迷津、帮他答疑解惑、给他宏观成长指导。孩子开始学习长大和心理分离，内在越来越呼唤独立自主意识。这时，“平等”这个心理需求就会越来越强烈地表现出来。他们希望父母更加尊重他们、更加相信和信任他们。每个孩子希望迅速解除与父母的依恋和依附关系，而需要父母尊重和推动他们成为和父母一样的人。

孩子从青春期迈向成人期的发展过程中，一般来说都很在乎同伴之间的关系。在同伴关系发展中，不论是同性同伴，还是异性同伴，彼此都在检验各自的独立意识和平等观念是否获得尊重和健康发展。如果没有获得尊重和健康发展，同伴关系中就会重复依恋和依附模式，彼此会变得纠缠、拧巴、纠结，甚至发展成了控制和服从模式；如果发展好了，彼此就变成既能够独立自主，又能够友好相处；既能够彼此关怀，又能彼此信任支持的关系。

当两个人开始恋爱了，又是一次检验彼此是否独立自主和平等尊重的最佳时机。这个过程，两个人会不由自主地呈现出与父母过往的相处模式。如果是健康的发展，恋爱就会既能表达亲密又不害怕分离；既可以如胶似漆，又可以远走天涯。不论距离多远，内在联结一直伴随始终。如果发展不好，会使彼此迅速重复母婴依恋和亲子关系依附的一元模式，导致彼此只能“黏着”，不能“分离”，一旦“分离”，各种不舍、各种抓狂应运而生。严重的要死要活，纠缠不休。

婚姻也是如此。一个好的健康的婚姻关系，凝结着两个人既彼此独立又以情相系；既可以亲密无间，又彼此相互信任的尊重和平等的关系。

因此，人际关系最考验的就是一个人内在的独立和完整性。

平等的关系是基于一个人的内在独立和心智成熟而发展出来的。如果一个人内在足够独立自主，他会发展出若即若离的健康人际关系；如果一个人内在不够独立完整，在人际关系里常会表现出更多的不信任、不安全从而用各种方式和方法去控制另一个人。

平等的关系也基于一个人的“自我”成长与是否完成“第三度诞生”或者“第四度诞生”有关。如果一个人的“自我”稳定，既不虚高，也不拉低，在任何时候与任何人相处都不会“忽高忽低、忽上忽下、忽左忽右”，这个人就会以“平等”的心态与任何人相处。

健康的人际关系是你中有我，我中有你，同时有“我们”。

那么，如何帮助来访者建立健康的人际关系且价值平等呢？

第一，治疗师需要带领来访者觉察是否常常“不想长大”或者“不希望孩子长大”。

如果基于父母与孩子的一元依恋关系和依附关系，有很多父母与孩子存在“共生”现象，也就是要么把自己变小，以此“拴住”孩子，避免远走高飞；要么“不希望孩子长大”，生怕孩子甩掉父母。所以，很多父母对孩子从小说到大的一句话就是“你能不能养我老”，进而用“孝敬”一次次让父母和孩子不能及时实现“心理分离”。父母常会表现出各种的“担心”“替代”“包办”。如果来访者也存在这种“共生”现象，自己与孩子、孩子与自己就不可能发展出“平等”关系，而一直把两个人活成了“一个人”。

第二，治疗师需要帮助来访者觉察是否常常“以长者自居”。

我们发现，在一些场合，或者是家族一起聚会，或者是左邻右舍一起聊天，或者是朋友一起谈天说地，或者是厂矿车间说长论短，总有一些人习惯了当爸爸、当妈妈，常常会把“爸爸”“妈妈”这样的角色扩展到家庭关系之外。一旦遇到上面的这些情境，他们就会把很多人投射成自己的孩子，从而像爸爸妈妈一样对这些人“语重心长”“指手画脚”，而且常常带着“都是为了你好”的口吻，对年轻人“建言献策”，对他人“指点江山”，他们完全不顾是不是他人所需便强行“灌输”。在与他人建立人际关系的时候就忽略了“平等”和“尊重”意识，从而引发他人反感。

第三，治疗师需要帮助来访者觉察是否常常把“职业角色”带到关系中。

每个人都因所学专业不同而从事不同的职业，也因不同的分工有了不同的岗位和职位。这就使得一些人成为“教师”“警察”“法官”“律师”“演员”“工程师”等，也会让这些人成为“校长”“局长”“院长”“老板”，甚至“县长”“市长”等。而一个人一旦有了这些社会性职位和“称谓”，绝大多数时间都会活在这种“社会角色”里，并习惯性地把这些“社会角色”带回家。因此，在家庭关系或者人际关系中，这些人自然用习惯性的“角色”管理和控制手段与孩子或者他人建立控制和服从模式，这就导致了在这样的关系中几乎没有“平等”可言，进而导致关系失衡。如果来访者常常把职业角色覆盖到身份角色，就需要增加来访者的觉察和改变。

第四，治疗师需要帮助来访者觉察是否常常存在“高低贵贱”的评判心理。

我们看到，在美国、法国等国家和地区，有“富人区”和“穷人区”的分区管理。中国内地有的城市也纷纷推出“豪宅”和“城中村”的区划管理，这就让很多人自然把人分出“穷人”和“富人”两个阶层，让两个阶层的人内心形成了不平等的比较和竞争。现实中，有一些人有钱变富后，就会极端看不起“穷人”，骨子里对“穷人”也不屑一顾，甚至怒不可遏。也同样会有些低收入的人，在“富人”面前自然表现出“卑贱”和“猥琐”。如果来访者要么常在“炫富”中得意忘形，要么在“贫穷”中献媚讨好，治疗师需要及时增加他们关于“自我”的觉察，通过“一致性”训练来提升“平等”意识。

第五，治疗师需要帮助来访者觉察是否存在学历、收入、职业的优劣比较。

当下，我们会看到一些学校会分出不同的班，比如尖子班、红旗班、火箭班、普通班；一些公司也会按照岗位不同区分出不同的薪酬等级；一些单位在招聘时也因为学历和学位不同而做出筛选淘汰。这些现象的存在，一部分是推动人才竞争和人才管理。但在现实生活中，很多人把这些优胜劣汰机制当成恶性竞争或者进行恶意攻击。有关学历证书造假、学术造假的新闻报道，不能不说是因为这种恶性竞争所致。如果来访者常常带着这种恶性竞争的心理，就会导致关系中的各种比较，从而失去内心的公平，也自然否认了“平等”的存在，继而一直活在“不公平”和“不平等”之中。这样就需要治疗师帮助来访者看到“自我”的不同、挖掘“内在”的成长动力和资源，以此彰显内在平等。

后　记

当落下最后一笔的时候，顿觉腰酸背痛，或许写的时间太久而忘记了休息。

抬眼望去，满目绿草青青，繁花点映。此时，正值人间三月，杨柳依依、春光明媚，满眼都是绿和希望。

看到这些，似乎瞬间荡去了满身疲惫，内心无比喜悦和兴奋。

因为无论有多累，我都可以在心底告诉自己，终于完成了对自己的一份承诺，那就是学习萨提亚、热爱萨提亚、传播萨提亚、深耕萨提亚。

回望整个写作过程，让我再一次领会了萨提亚的精髓和魅力，再一次领悟了萨提亚高度人本主义的博大与深刻，再一次清晰了萨提亚模式理论体系的前后逻辑，再一次验证了萨提亚模式应用起来的丝丝入扣和温情脉脉。

单纯从治疗师学习和应用的角度来说，这本书的每一个章节都可以单独拿出来应用于任何一个来访者。以“四大治疗目标”来说，如果能够带领来访者实现第一个治疗目标“提升自我价值”，那就是一次成功的心理治疗。以“五大治疗元素”为例，如果能够熟练运用“体验性”这一个元素开启来访者的内在历程，就是一次深入的或者是透彻的心理治疗。至于像“内在冰山”“自我环”“影响轮”等工具，都是可以独立应用于每个来访者的，只是需要每个治疗师知道这些工具在什么情况应用才恰到好处。因此，我在每一个章节的知识点上尽量给出多一些的阐释，目的就是希望对来访者的疗愈，打开更多的视角、拓展更深的维度、增加更多的可能性，帮助来访者走出困扰和实现疗愈。我当然希望每一个萨提亚模式专业工作者，能够通过这本书对萨提亚模式的学习做到理论通透、技术娴熟、评估精准、应用到位，这样就是一位深谙萨提亚精髓、深耕萨提亚应用、深得萨提亚之道的成熟治疗师。中国呼唤这样的治疗师，时代需要这样的治疗师，千家万户期待这样的治疗师！

从萨提亚模式学习者的角度来说，不是非要等到掌握了萨提亚模式所有的知识点和理论体系后，才可以开始应用萨提亚模式于自己或者自己的家人。以本书为例，每个人完全可以边学边应用，学多少用多少，这对于每一个有需要的人来说都是有用和有效的帮助。

萨提亚模式是“种子模型”。萨提亚由衷希望每个人成为生命的火种，通过点亮自己，点亮别人，再点亮整个社会。这样，我们的国家和我们的民族就多了一分光明。

萨提亚模式是发展模式。萨提亚女士去世后，约翰·贝曼博士一直致力于推广和发展萨提亚模式。约翰·贝曼博士的冰山理论就是对萨提亚模式的极大发展和更新，也是对世界心理治疗领域的一份伟大的贡献。

2022 年，我开始尝试把萨提亚模式家庭治疗搬到舞台，以心理剧场的形式来影响更多的人。实践证明，这是一次成功的创举。我在三天心理剧场的舞台上，呈现了7个家庭以“自闭症家庭心理关爱”为主题的家庭治疗。现场近3000名观众近距离地感受到了萨提亚家庭治疗的魅力。台上台下交相呼应，一同经历、一同感受，一同落泪、一同感动。

2023年，我又一次把萨提亚模式家庭治疗带入心理剧场，聚焦青春期发展，以“你好，青春期”为主题，展开了3天6场涉及青春期心理成长的舞台心理治疗。来自全国的6个家庭在心理剧场上呈现了家庭治疗。现场有3000多人目睹了家庭治疗的全过程。台上讲述来访者自己的心路历程，台下同频每个家庭的痛苦挣扎；台上声泪俱下，台下心如刀绞。每场结束，现场观众都在默默回味，只为那份不期而遇的感动泪花。

未来我将把心理剧场这种创新模式常态化，每年分不同主题定期将萨提亚模式家庭治疗搬到舞台，以期影响更多的人认识萨提亚模式、喜欢萨提亚模式、选择萨提亚模式，让萨提亚模式走进他们的生活，帮助他们更加健康、更加快乐、更加幸福。

本书的写作，完全是本人对萨提亚模式的个人学习和主观解读。因为水平有限，难免出现差错或者纰漏，欢迎同行和专家学者提出不同意见或者批评指正，我将虚心受教，继续深耕。

春光无限，未来可期。甲辰龙年，美好可待。萨提亚模式的又一个春天正在一步步走进每个人的心田。

王剑飞

2024年3月1日于深圳